La melatonina te ilumina

La melatonina te ilumina

La hormona antioxidante y antiinflamatoria que te ayuda a dormir y vivir mejor

Dr. Darío Acuña Castroviejo

VERGARA

Papel certificado por el Forest Stewardship Council®

MIXTO
Papel | Apoyando la silvicultura responsable
FSC® C117695
FSC
www.fsc.org

Penguin
Random House
Grupo Editorial

Primera edición: marzo de 2026

Printed in Spain – Impreso en España

ISBN: 978-84-10467-91-0
Depósito legal: B-1.237-2026

Compuesto en Llibresimes, S. L.

Impreso en Black Print CPI Ibérica
Sant Andreu de la Barca (Barcelona)

VE 6 7 9 1 0

A los que han iluminado mi camino;
y, muy especialmente, a Germaine.
A mis hijos Darío IV y Carlos,
sus vidas y sus familias son la escala
con la que mido el tiempo.
Y a mis nietos Darío V, Leo y Valeria,
ojalá algún día lean este libro
y puedan comprender el tiempo
y la conciencia

ÍNDICE

PRIMERA PARTE

SEGUNDA PARTE

Prefacio

En varias ocasiones, a lo largo de los más de cuarenta y cinco años que llevo dedicándome a dar conferencias sobre la melatonina, sus acciones y sus aplicaciones clínicas, basadas en mi labor científica realizada por mi grupo de investigación, he escuchado o me han comentado algo así como que «la melatonina sirve para todo». Nada más allá de la realidad, y por eso este libro pretende servir de base precisamente para delimitar de manera clara qué es, qué hace y qué no hace la melatonina. Para ello, y saliendo de los ambientes científicos donde se debe profundizar en la materia y usar terminología científica, pretendo acercar en todo lo posible los contenidos de esta obra al público general.

Otro aspecto fundamental por el que me decidí a escribir este libro es la desbordante cantidad de información sobre la melatonina (así como sobre cualquier otro tema) que está al alcance de cualquiera a través de internet. Si se usa el término «melatonina» en un buscador, se obtienen más de 15.600.000 de resultados, pero si se usa el término en inglés *melatonin*, se llega a más de 103.000.000 de resultados. ¡Toda esa información es imposible de digerir! Ahora no entraré en datos concretos, pero en esas páginas se dicen verdaderas falsedades y verdades (o mentiras) a medias que se lo ponen aún más complicado a nuestro intelecto. Entonces ¿con qué parte de esa información nos quedamos?, ¿qué criterio seguir para seleccionar artículos que nos aporten una información veraz sobre las funciones y usos de la melatonina? A partir de esta situación fue cuando, como científico y médico, me decidí definitivamente a hacer un esfuerzo de condensación y a reunir lo que actualmente sabemos sobre la melatonina en una serie de puntos básicos, de lectura fácil y amena, que constituyen el presente libro. Por supuesto, aquellos que quieran ir más allá de este breviario, podrán encontrar una información mucho más extensa en la página web que hemos diseñado precisamente con esta finalidad (<https://www.institutodemelatonina.com>).

Un tercer aspecto que me animó definitivamente a escribir este libro es el peculiar estatus de la melatonina. Me refiero a su situación en la naturaleza. Es una molécula muy simple, que se forma a partir de un aminoácido esencial, el triptófano, que necesitamos ingerir con la alimentación (de ahí el nombre de esencial), porque el organismo no lo fabrica. Su lugar de producción se localizó inicialmente (1958) en la glándula pineal, dentro del cerebro. Desde hace unos pocos años, sabemos que se produce también en todos los órganos y tejidos del organismo. Pero la producen, asimismo, todas las especies animales conocidas, e incluso las plantas y organismos unicelulares (bacterias, protozoos, etc.). Además, la estructura química de la melatonina es la misma a lo largo de los miles de millones de años de evolución de la vida sobre el planeta. ¿Qué hace que la misma molécula sea producida por todas las especies vivas de la Tierra y no haya cambiado nunca? Este es un secreto que a lo largo de estos años de investigación científica vamos desentrañando poco a poco, obteniendo unas respuestas que van en la línea de su directa participación en los procesos de evolución y adaptación de las especies, animales y vegetales, al medio ambiente, para su supervivencia. Son esos aspectos de la melatonina los que, conforme salen nuevos avances científicos de nuestros laboratorios, nos asombran cada día con el significado biológico de la llamada «hormona de la oscuridad».

Indudablemente, el resumen que sobre la melatonina se incluye en este libro no solamente es fruto del autor, si no que muchas personas han contribuido, a lo largo del tiempo, con sus hallazgos y discusiones científicas, a asentar los conocimientos para poder plasmarlos de manera ordenada, como queda indicado en los agradecimientos. Pero entre todas ellas, quiero hacer una mención especial a Germaine Escames, catedrática de Fisiología de la Facultad de Medicina de Granada, que ha sido mi discípula distinguida, directora de nuestro grupo de Investigación, y que fue y es fundamental para todos los logros científicos que hemos obtenido a lo largo de estos años. Quiero expresarle mi agradecimiento por su dedicación, por su constancia, por sus consejos, por la capacidad de trabajo y liderazgo que ha demostrado durante este tiempo, y que me ha acompañado no solamente como compañera científica si no también como compañera de la vida que recorremos juntos.

Desearía que este breviario, como antes llamé al presente libro, sirva como base de consulta rápida de la melatonina, para que motive al público interesado a un mejor conocimiento de esta, y que le permita tener una capacidad crítica suficiente para poder valorar las informaciones a las que, a través de internet o de otros medios, pueda acceder. Estas páginas también permitirán dar a conocer que la melatonina no es un suplemento nutricional que puede tomarse de forma indiscriminada; es un medicamento, y como tal el paciente debe ser evaluado antes de proponerle una terapia con esta hormona. De ahí que también considere que debe cumplir una intención práctica de consulta que permita su introducción a este aspecto de la ciencia.

Introducción

Desde un punto de vista funcional, la melatonina es una molécula que se ha mantenido intacta a lo largo de la evolución, desde los primeros organismos unicelulares hasta nosotros, y que se encarga de mantener y proteger la célula para que cumpla sus funciones correctamente. Debido a la gran cantidad de células diferentes que componen el organismo pluricelular, tales como células nerviosas, retinianas, musculares, hepáticas, renales, cardiacas, óseas, reproductivas, etc., cuyas funciones son distintas, lo primero que pensamos es que la melatonina debe actuar en procesos elementales, similares en todas ellas, para que puedan funcionar correctamente y se protejan de posibles injurias. Lógicamente, al ser la melatonina una molécula que ha perdurado intacta durante 2.500-3.500 millones de años, tiene que haber estado actuando desde siempre en esos mecanismos básicos moleculares que han permitido la evolución de las especies, favoreciendo su adaptación al medio. La melatonina es, por tanto, un protector celular conservado evolutivamente.

Un aspecto que ha llamado la atención de filósofos y científicos a lo largo de la historia es una glándula localizada en el cerebro humano (y en el de otros animales) llamada glándula pineal. Se conoce desde hace más de 2.000 años, cuando, en el siglo III a. C., Herófilo de Alejandría la relacionó con aspectos del pensamiento. Desde el punto de vista anatómico tiene forma de piña (del latín *pinea*), y por ello Galeno, en el siglo II d. C., la llamó cono de piña (*corarium*). Pero durante toda la Antigüedad, se consideraba que era como una especie de esfínter valvular que regulaba el flujo de espíritus animales (por el líquido cefalorraquídeo) hacia los ventrículos cerebrales, pudiendo de esta manera influir en el movimiento y el pensamiento. Es por ello por lo que Descartes en el siglo XVII, además de relacionar la glándula pineal con el centro del alma, proponía que la propia alma podría afectarla para que a su vez controlara los movimientos musculares.

A lo largo de los siglos siguientes se avanzó poco en el conocimiento de la glándula pineal, manteniéndose dichas funciones como algo consabido. Perduraban tres ideas fundamentales sobre la pineal: 1) que era un esfínter; 2) que era el asiento del alma, y 3) que era una glándula, con funciones endocrinas.

La idea de la pineal como glándula endocrina se inició con el reporte de un caso tratado en 1989 que describía pubertad precoz en un niño, cuya autopsia reveló un tumor pineal. Poco después se describen otros casos similares que llevaron a la formulación de la función hormonal de la glándula pineal, relacionándola con el desarrollo puberal. Avances sucesivos derivados de numerosos experimentos, principalmente en Japón y Europa, permitieron proponer con una base científica más determinante que la glándula pineal no puede considerarse un residuo vestigial sin función en el organismo humano, y que reúne los criterios de actividad fisiológica. También aparecen los primeros estudios que identifican los extractos pineales con su capacidad de aclarar la piel de los anfibios, lo cual suponía que dicha glándula producía una sustancia que regulaba el color de la piel. La sensibilidad de este efecto de los extractos pineales fue tal, que se usó como bioensayo durante mucho tiempo para valorar la pureza de dichos extractos, y en su caso el contenido en melatonina. Desde principios del siglo XX hasta mediados, en 1954, se publica la primera monografía sobre la pineal llamada «La Glándula Pineal» por J. I. Kitay y M. D. Altschule, que revisa toda la evidencia científica hasta la fecha para considerar definitivamente que la pineal es una glándula. Poco después, A. Lerner, un dermatólogo estadounidense, en 1958, aisló e identificó esa sustancia pineal a partir de extractos de pineales bovinas, identificándola como melatonina, del griego *melas* = negro y «tonos», es decir, de sero-tonina, por su estructura similar. De aquí en adelante se suscitó un verdadero interés por la glándula pineal y su hormona melatonina, que llevó a identificar su síntesis por J. Axelrod en 1959, su papel en la sincronización de los ritmos circadianos, incluyendo sueño, así como los ritmos estacionales en la reproducción animal, etc. En 1977 se intuye ya la existencia de la producción de melatonina en otros tejidos además de en la pineal, y en 1980 G. A. Bubenik identifica la melatonina en el tracto digestivo, iniciando una nueva línea de trabajo para valorar y conocer las propiedades y funciones de esta otra melatonina.

Se pueden encontrar múltiples revisiones sobre estos aspectos de la glándula pineal y la melatonina, por lo que aquí no seguiremos abundando en este tema.

¿Qué datos existen en la literatura científica sobre el uso de melatonina en la clínica? Si accedemos a las bases de datos científicas, como el PubMed (en vez de internet, como decía antes) y buscamos mediante la palabra clave *melatonin* (<http://www.ncbi.nlm.nih.gov/pubmed?term=melatonin>) encontraremos más de 35.000 artículos científicos sobre ella. No todos son útiles, pero contrasta con lo que comentaba antes sobre la búsqueda en internet.

La melatonina es un medicamento autorizado como tal por la EMA desde el año 2007 para toda la Unión Europea, y requiere de receta médica para su adquisición en farmacias a partir de una dosis de 2 mg. Claro, antes de esa fecha, que considero fundamental para la aplicación terapéutica de la melatonina, esta circulaba sin ningún control sanitario, y aparecían libros, monografías, artículos de prensa y de otro tipo en los que se alababan las milagrosas propiedades de esta molécula sin ninguna consideración científica y «engañando» hasta cierto punto a la población. Por todo ello, creo que resulta útil saber de qué estamos hablando cuando nos referimos a la melatonina.

Todos los datos que se presentan en este libro provienen del trabajo desarrollado por mi Grupo de Investigación CTS-101: Comunicación Intercelular, durante más de cuarenta años en el Departamento de Fisiología de la Facultad de Medicina de la Universidad de Granada, junto con datos de otros grupos alrededor del mundo y que aparecen en PubMed. Comenzamos con estudios básicos con modelos animales que definieron la producción, mecanismos de acción y farmacocinética de la melatonina. Después demostramos su eficacia, sus receptores y efectos genómicos, y evaluamos su biodisponibilidad por distintas vías para establecer las dosis óptimas. Finalmente comprobamos que la entrada de la melatonina en la célula está muy bien regulada, corrigiendo la idea de que atraviesa libremente todas las barreras, y permitiendo definir sus dosis terapéuticas. También demostramos por primera vez que es un excelente modulador de la inmunidad innata, y que la mitocondria es la diana terapéutica de la melatonina.

Todo ello nos sirvió para estudiar primero con modelos animales de enfermedad de sepsis, párkinson, alzhéimer y el propio envejecimiento, los fallos moleculares y los mecanismos por los cuales la melatonina frenaba o revertía dichas enfermedades. Una vez llevados a cabo todos estos estudios preclínicos, pasamos a la fase de trasladar todo nuestro conocimiento básico de la melatonina a la clínica humana. Fue un paso fundamental en la investigación de nuestro grupo de investigación mediante la aplicación de nuevas formulaciones de melatonina patentadas que pudieron usarse como medicamentos en la clínica; me refiero, por ejemplo, a los ensayos clínicos que hemos hecho en sepsis y COVID-19 con un inyectable de melatonina intravenoso; también un gel de melatonina aplicado para la mucositis inducida por radio y/o quimioterapia en cáncer de cabeza y cuello, y también otros desarrollos en los que estamos trabajando actualmente, como cremas de melatonina de aplicación tópica para la regeneración de la piel.

PRIMERA PARTE

1

¿Qué debemos saber acerca de la melatonina?

¿Qué es la melatonina?

Solemos referirnos coloquialmente a la melatonina como la «hormona del sueño». Sin bien es verdad, no lo es del todo. La melatonina es una molécula muy simple desde el punto de vista bioquímico, y deriva del triptófano, como veremos. Podemos considerarla como una molécula única, cuyas funciones son las de un protector celular conservado evolutivamente. Desarrollaremos este concepto a lo largo del libro.

Sin embargo, la melatonina es una molécula muy compleja cuando la observamos desde el prisma de la evolución. En efecto, organismos filogenéticamente muy antiguos como el dinoflagelado *Gonyaulax polyedra* o las cianobacterias, que existen desde hace más de 2.500 millones de años, ya sintetizaban melatonina. La pregunta es: ¿para qué la usan? No para regular el sueño, por supuesto, y de esta pregunta nace la principal característica de la melatonina en los seres vivos.

En los orígenes de la vida, las primeras células estaban expuestas a mucha radiación ultravioleta, que generaba radicales libres dañinos, llamados «radicales libres de oxígeno» (RLO). En un ambiente rico en triptófano, estas células empezaron a producir melatonina, una molécula con una gran capacidad antioxidante, capaz de neutralizar varios radicales sin convertirse ella misma en uno nuevo. Cuando la atmósfera se enriqueció en oxígeno gracias a la fotosíntesis, aparecieron aún más radicales libres, y la melatonina siguió siendo esencial para la supervivencia. Con el tiempo, su producción empezó a seguir un ritmo diario, ayudando a las células a coordinar mejor sus funciones y contribuyendo a la evolución de organismos cada vez más complejos.

¿DÓNDE SE PRODUCE?

Si bien al principio los organismos unicelulares sintetizaban melatonina a demanda, y no existía un órgano específico para su producción, la propia evolución hacia organismos más complejos determinó la importancia de esta molécula y dio lugar a la aparición de una glándula que regulaba específicamente su producción diaria, y que en la actualidad conocemos como glándula pineal. Este primer salto filogenético, la aparición de un órgano especialmente diseñado para producir melatonina, permitió al organismo vivo modular su producción rítmica para sincronizar todas sus funciones y lograr un perfecto acoplamiento entre ellas. Pero el resto de los órganos y tejidos mantienen la capacidad de producir melatonina, a fin de controlar en cada uno de ellos el estado oxidativo, evitando que se produzcan daños derivados de los RLO.

De aquí se derivan las dos propiedades y funciones fundamentales de la melatonina: Su función cronobiótica, reguladora de los ritmos biológicos, principalmente circadianos, de los organismos vivos, y su función de protectora celular por medio de sus propiedades antioxidantes, entre otras.

¿CÓMO SE PRODUCE?

La glándula pineal o *Epiphysis cerebries* es conocida desde hace más de 2.000 años. Galeno (129-216 d. C.) ya menciona a Herófilo y a Erasístrato (325-280 a. C.), sugiriendo que la pineal es como una válvula que regula el flujo de «*pneuma*» o «espíritu» del tercer al cuarto ventrículo en el cerebro, aunque para Galeno la pineal es una glándula. Vesalio realiza una descripción detallada de esta en el siglo XVI. Posteriormente, Descartes propone la pineal como el lugar donde se asienta el alma, aunque sugiere que tiene determinadas funciones relacionadas con los movimientos de los miembros superiores. Quiero resaltar aquí la visión extremadamente personal y excelente de la glándula pineal, que une la trayectoria personal con la científica, desarrollada por D. P. Cardinali, catedrático de Fisiología de la Universidad de Buenos Aires (Argentina), en su libro sobre «la piedra de la locura».[1]

A lo largo de la evolución, la producción de melatonina siguió dependiendo de la información luz-oscuridad. En los vertebrados inferiores, la glándula pineal actuaba como un «tercer ojo» fotosensible. En los mamíferos, al quedar encerrada dentro del cráneo, dejó de recibir luz directa y desarrolló un circuito neuronal que transmite la señal luminosa desde la retina. Este cambio evidencia la importancia constante de la melatonina como reguladora de los ritmos biológicos durante más de 2.500 millones de años.

La melatonina pineal

¿Cómo se produce y regula la melatonina pineal en los mamíferos? Si analizamos anatómicamente la conexión entre la retina como receptora de los cambios luz/oscuridad y el pinealocito, como unidad funcional productora de melatonina en la pineal, observamos una extraordinaria complejidad. La retina contiene una serie de receptores para la visión diurna (conos) y nocturna (bastones), cuya activación estimula una serie de células ganglionares (neuronas) en la propia retina, que envían la información a través del nervio óptico hasta estructuras cerebrales para conseguir la visión. Pero hay un 3-5 % de dichas células ganglionares que no están ligadas a fotorreceptores y que se activan directamente por la luz, de ahí que se llamen células ganglionares intrínsecamente fotosensibles. Su activación también produce potenciales de acción que se transmiten a través del nervio óptico, pero no transportan información visual, sino lumínica, es decir, del tipo de luz (espectro lumínico) que reciben, y la llevan hasta un grupo de unas 20.000 neuronas localizadas en los núcleos supraquiasmáticos (NSQ), unos núcleos cerebrales del hipotálamo (una de las áreas más antiguas filogenéticamente de nuestro cerebro) que constituyen el reloj biológico.

¿Qué hacen dichas neuronas? Expresar genes y proteínas, que por su localización se llaman genes y proteínas reloj, de una manera rítmica y sincronizada con el fotoperiodo. Ya que el fotoperiodo al que estamos sometidos dura 24 horas, la alternancia día/noche de esos genes y proteínas establece el funcionamiento rítmico, circadiano, del reloj que, de esta manera, se encarga de enviar información circadiana a distintos órganos y tejidos, implementando la generación de ritmos circadianos en la mayoría de las funciones del organismo. Hablamos, pues, de ritmos en los neurotransmisores cerebrales, alternando los neurotransmisores excitadores como el glutamato durante el día, y los inhibidores como el GABA durante la noche, y de ahí la alternancia en nuestras funciones cognitivas de actividad/reposo; ritmos metabólicos, endocrinos, de la división celular, de la función mitocondrial, fuente principal de producción de energía para la célula, de los sistemas inmunitarios, de la expresión y actividad de numerosos genes y proteínas, como los sistemas antioxidantes, etc. Es decir, somos intrínsecamente seres rítmicos, como consecuencia de los ritmos circadianos iniciales de nuestros ancestros unicelulares, que nos han permitido evolucionar hasta lo que somos.

Pero, además, el reloj biológico cumple otra función muy relevante. La información sobre la luz que llega a los ojos viaja primero al núcleo supraquiasmático, el «reloj biológico» del cerebro. Desde ahí, la señal pasa por varias «estaciones» nerviosas dentro del hipotálamo, baja a la médula espinal y llega finalmente al ganglio cervical superior, que actúa como relevo final hacia la glándula pineal. Este recorrido, largo y complejo, se desarrolló en los mamíferos cuando la pineal dejó de recibir luz directa —a diferencia del «tercer ojo» de reptiles y anfibios— y pasó a depender únicamente de señales nerviosas para saber cuándo es de día y cuándo es de noche. Gracias a este circuito, la pineal puede producir melatonina solo en la oscuridad y desempeñar así una función cronobiológica fundamental. En la figura 1 se indica esquemáticamente la vía de regulación de la glándula pineal.

Durante el día, el reloj biológico no estimula la glándula pineal, cortando la información nerviosa que llega al pinealocito e impidiendo que libere noradrenalina, que es el neurotransmisor responsable de inducir la síntesis de melatonina. En la oscuridad, por la noche, dicha vía se activa y libera noradrenalina, que induce la expresión de las enzimas responsables de producir melatonina.

La melatonina se sintetiza en la pineal a partir del triptófano que llega por la sangre. Primero se convierte en serotonina y, a partir de ella, dos enzimas la transforman en melatonina. Estas enzimas solo se activan por la noche gracias a la señal de noradrenalina, por eso la melatonina se produce casi exclusivamente durante la oscuridad.

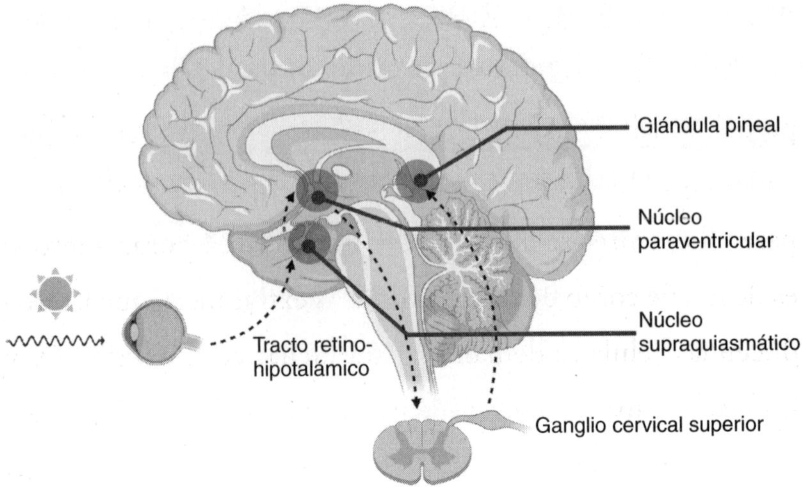

Figura 1. Vía de inervación de la glándula pineal. El tracto retino-hipotalámico lleva la información de la luz ambiental hasta los núcleos supraquiasmáticos (NSQ) del hipotálamo, donde se encuentran unas 20.000 neuronas que constituyen el reloj biológico. De aquí parte otra vía hasta los núcleos paraventriculares (NPV), también en el hipotálamo para, a continuación, seguir transportando la información a través de la conexión entre estos núcleos y la médula cervical, de donde sale una vía hasta el ganglio cervical superior, un ganglio simpático que conecta finalmente con la glándula pineal. Creada en BioRender. Escames, G. (2025). <https://BioRender.com/fyldzun>.

Un aspecto curioso de la producción circadiana de la melatonina es el cambio sufrido durante la evolución filogenética. En los organismos unicelulares primitivos la melatonina tenía un ritmo circadiano de consumo, es decir, se producía durante el día para eliminar los RLO, y por la noche estaba baja, mientras que ahora en el mamífero se produce por la noche y está baja durante el día. Esto es debido a que la evolución separó dos melatoninas; una, la pineal, que mantiene las propiedades cronobióticas para controlar los ritmos circadianos, y para ello se precisa alcanzar un pico cada 24 horas, tanto si es de noche como de día, y la otra, la extrapineal, que la producen las células a demanda, para luchar contra los RLO, y no necesita una producción circadiana. Es decir, si originalmente el ritmo de producción de melatonina se asociaba a su capacidad antioxidante, en la actualidad estas dos funciones, la circadiana y la antioxidante, se han separado en dos fuentes diferentes de melatonina, como veremos dentro de poco.

La melatonina extrapineal

Debido a que, cuando se extirpa la glándula pineal, tanto por un tumor como por un accidente, prácticamente desaparece la melatonina circulante en sangre, se pensaba que la única fuente de esta hormona era dicha glándula. Pero diversos estudios demostraron la presencia de los genes que codifican para las enzimas de síntesis de melatonina en otros órganos y tejidos del mamífero además de la pineal, lo que presuponía su producción fuera de esta. Hoy en día sabemos que prácticamente todos ellos producen melatonina, y que lo hacen usando la misma vía de síntesis que la pineal, aunque no está controlada, lógicamente, por el fotoperiodo. También sabemos que se sintetiza en las mitocondrias, las organellas o centrales energéticas de las células responsables de producir el ATP, la energía con la que funcionan. Sabemos también que estas células producen melatonina en una concentración más elevada que la de la pineal, ya que para las funciones que desempeñan se necesita una mayor concentración que para la función cronobiótica. Pero también sabemos ahora por qué, si extirpamos la pineal, la melatonina circulante desaparece. En contra de lo que se ha dicho profusamente a lo largo de los años, la melatonina no cruza todas las barreras biológicas, o al menos no sin esfuerzo. Así, las membranas celulares actúan como una barrera para la entrada y salida de la melatonina, y, por tanto, solo saldrá a la circulación cuando la célula se muera; mientras tanto, la célula, produce y metaboliza su propia melatonina a demanda. Esta característica tiene también una consecuencia práctica, que debemos conocer desde el punto de vista farmacológico, para adecuar la dosis a lo que queremos tratar. En la figura 2 vemos un esquema de cómo es una célula típica con sus orgánulos principales.

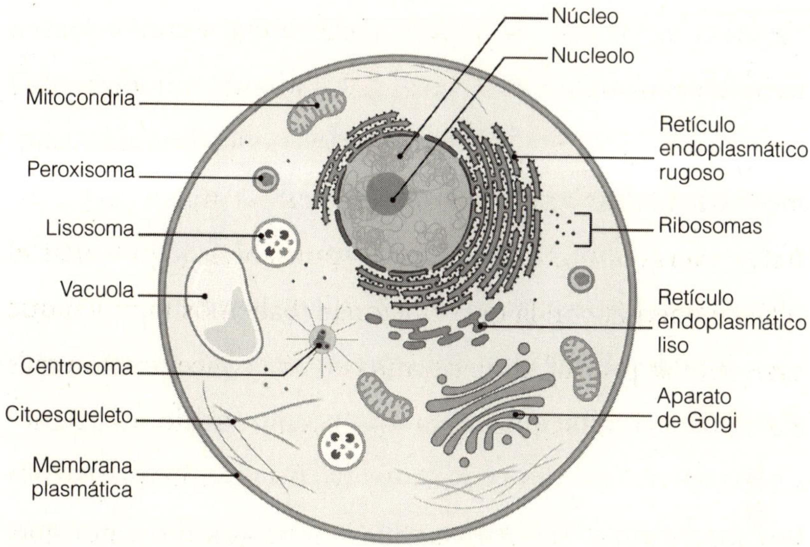

Figura 2. Estructura de una célula eucariota con sus componentes principales. Creado en BioRender. Escames, G. (2025) <https://BioRender.com/mxa4fjt>.

¿CÓMO ACTÚA LA MELATONINA PINEAL?: RECEPTORES

Hay una clara diferencia entre los efectos y los mecanismos de acción de la melatonina, en función de si proviene de la glándula pineal o si es extrapineal. Esta diferencia se debe no solamente al lugar de su producción, sino también a las concentraciones que alcanza en sus respectivos compartimentos.

La melatonina pineal se produce por la noche, como hemos dicho, y por ello se la puede considerar el mensajero de la oscuridad, ya que conforme se sintetiza, sale a la circulación, sistémica y cerebral, alcanzando casi instantáneamente a todas las células del organismo. Igual que existe un reloj biológico central, con sus genes y proteínas reloj, cada célula tiene también su propio reloj, idéntico al central en cuanto a su funcionamiento. Bueno, no todas, hay dos tipos de célula que no tienen reloj: las precursoras de los espermatozoides, y las células tumorales. Estas últimas lo que, en realidad, hacen es producir una proteína que bloquea su propio reloj. ¿Qué tienen en común ambas? Pues que se dividen masivamente. Tenemos que producir millones de espermatozoides al día (hay unos 250 millones de ellos por cada eyaculación de semen), y la célula tumoral, por su parte, se divide eternamente. De aquí obtenemos una cualidad fundamental de ese reloj periférico, y es que regula funciones fundamentales de la célula, como su división. Y la melatonina pineal que llega por la circulación sanguínea a cada célula, digamos que pone a cero su reloj para que reinicie todos los procesos, además de la división, de reparación, metabolismo, producción de energía por la mitocondria, etc., durante las próximas 24 horas, cuando llegará una nueva señal nocturna de la melatonina para reiniciar de nuevo su reloj. Además, la melatonina, al tiempo que pone a cero los relojes periféricos, también lo hace con el reloj central y de esta manera, todos los relojes del organismo están «marcando la misma hora». Si estamos constituidos por unos treinta billones de células, podemos decir que somos treinta billones de relojes biológicos funcionando al unísono, con una exquisita sincronización entre ellos, de lo cual se deriva una perfecta homeostasis, es decir, la capacidad del organismo para mantener un equilibrio estable que puede autorregularse.

Este pico nocturno de melatonina es una señal que indica a cada célula la hora que es y, por tanto, podemos considerarla un reloj que marca las horas de funcionamiento de la célula. Pero aún hay más. La melatonina se produce cuando no hay luz, y en condiciones normales, durante el día, la luz blanca del sol bloquea su producción. Específicamente un rango de luz, la luz azul con longitudes de onda entre 460-480 nm, contenida en la luz blanca, es la responsable de dicha inhibición. Al atardecer, al ponerse el sol, la luz cambia a anaranjada-rojiza, y desaparece de su espectro ese componente azul, con lo que empieza a producirse melatonina. Este momento se conoce como DLMO (en inglés, *Dim Light Melatonin Onset*), es decir, inicio de la producción de melatonina con luz tenue, y tiene una importancia fundamental, ya que unas 4-5 horas más tarde, habrá suficiente melatonina en el organismo para inducir la fase de somnolencia y sueño e iniciar el descanso nocturno. Hacia las 2-4 de la madrugada la melatonina alcanzará el máximo de concentración (pico nocturno o acrofase) y a partir de entonces irá disminuyendo hasta la hora de despertar, a las 7-9 de la mañana, cuando vuelve a sus niveles basales. Pero, conforme vamos hacia el verano, aumentan las horas de luz solar, el DLMO se retrasa, y con ello se retarda el aumento de melatonina. Este retraso en la producción de melatonina es interpretado por el organismo precisamente como el cambio de estación que es, adaptando todas nuestras funciones rítmicas con el nuevo horario. Al contrario, del verano al invierno se reducen las horas de luz y se produce un adelanto del DLMO, facilitando de nuevo la adaptación al medio ambiente. Es decir, la señal de la melatonina actúa también como un calendario, indicando el momento del año en el que estamos.[2]

Si bien podemos decir que no necesitamos la melatonina para saber que hemos cambiado de estación, la cosa es mucho más sutil. Los cambios de una estación a otra son muy pequeños, día tras día la cantidad de luz que recibimos al día va cambiando tan progresivamente que nosotros no nos enteramos, pero el organismo sí lo detecta, y nos va adaptando paulatinamente a dichos cambios mediante la variación del DLMO, modificando todo el entorno cronobiótico de nuestros ritmos circadianos, para que no se produzcan sobresaltos, y así podríamos decir que nos vamos deslizando por las estaciones como en un suave tobogán que nos facilita la vida.

¿Cómo realiza la melatonina pineal estas funciones? La melatonina actúa principalmente uniéndose a dos tipos de receptores situados en la membrana de las células: MT1 y MT2. La hormona se une con más afinidad al receptor MT1, que participa en la regulación del sueño y de los ritmos circadianos. El receptor MT2, empero, está más relacionado con los cambios de fase del reloj biológico, el estado de ánimo, la memoria y la neurogénesis. Aunque ambos receptores aparecen en muchas zonas del cerebro (como la corteza, el tálamo, el hipocampo y los núcleos supraquiasmáticos), el MT1 también está presente en el cerebelo y en las neuronas serotoninérgicas del rafe dorsal, mientras que el MT2 se encuentra de forma destacada en el núcleo supraquiasmático y en la retina. En conjunto, los receptores MT1 y MT2 permiten que la melatonina regule y sincronice los ritmos circadianos, y para activarlos basta una baja concentración de melatonina, en el rango pico-nanomolar. Por eso, los niveles nocturnos normales de melatonina pineal —alrededor de 0,5 nanomolar— son suficientes para estimular estos receptores

¿CÓMO ACTÚA LA MELATONINA EXTRAPINEAL?: RECEPTORES Y NO RECEPTORES

Podría decirse que la melatonina extrapineal es otro mundo. Como hemos comentado antes, se sintetiza por la misma vía metabólica que la pineal, pero lo hace en las mitocondrias de las células de otros tejidos y órganos distintos de la pineal, por lo que no está regulada por el fotoperiodo, como ocurre en esta. Su concentración dentro de la célula es mucho más elevada que la de la melatonina en la sangre, que proviene casi exclusivamente de la pineal, llegando a estar hasta mil veces más concentrada que aquella. Esta elevada concentración indica que debe desempeñar otras funciones más allá de las cronobióticas. En efecto, con esos niveles la melatonina ejerce un potente efecto antioxidante, que le permite eliminar directamente los RLO que se producen durante el metabolismo aeróbico, es decir, por el propio consumo de oxígeno. Con toda razón, se dice que el oxígeno es tóxico para la vida (lo mencionábamos anteriormente, a propósito del aumento de su concentración en la atmósfera), ya que da lugar a reacciones oxidativas que pueden dañar muchos componentes de las células, como las proteínas, los lípidos y los ácidos nucleicos. Pero el oxígeno también es necesario para la vida tal como la conocemos, y los organismos pluricelulares, hasta culminar en la especie humana, se pudieron formar durante la evolución gracias a que con el oxígeno las células producen mucho más ATP que en ausencia de aquel. Así pues, ante la toxicidad del oxígeno, las células aprendieron a defenderse, dando lugar a una serie de sistemas enzimáticos capaces de realizar una actividad antioxidante eficaz. Pero antes de este paso, las células ya contaban con la melatonina, que pasó a convertirse en una de las moléculas más importantes en esta defensa frente al daño oxidativo, puesto que ejerce dos funciones principales que no tiene ninguna otra molécula antioxidante: es capaz de depurar directamente los RLO, transformándolos en moléculas inertes, y al mismo tiempo aprendió a inducir la expresión y actividad de los sistemas de defensa antioxidante endógenos.

Para desempeñar estas funciones, la melatonina tiene dos mecanismos de acción: una, sin necesidad de receptor, reacciona directamente con las moléculas dañinas derivadas de los procesos oxidativos del oxígeno, los RLO, eliminándolas de una forma tan efectiva que una sola molécula de melatonina es capaz de eliminar hasta 4-5 moléculas de radicales libres, y sin que la propia melatonina se descomponga en una molécula reactiva, como ocurre con otros antioxidantes como las vitaminas C o E, que sí eliminan radicales libres, pero se transforman a su vez en radicales. El segundo mecanismo de acción antioxidante depende de su capacidad de inducir la expresión de las enzimas antioxidantes endógenas que antes comentábamos, y a la vez aumentar su actividad, completando así la lucha y defensa frente al daño oxidativo del oxígeno. Esta acción de la melatonina se realiza a través de sus receptores nucleares específicos, identificados inicialmente por nosotros,[3] activando la expresión de los genes que codifican para dichos sistemas de defensa.

Una cuestión importante es que las células adaptaron los RLO usándolos como moléculas señalizadoras de determinadas funciones biológicas, incluyendo la estimulación de la función mitocondrial. Por eso los radicales libres son necesarios para la vida, pero en exceso resultan tóxicos, al igual que ocurre con el oxígeno. Y también por eso, los sistemas de defensa antioxidante endógenos y la propia melatonina son capaces de contrarrestar el daño oxidativo derivado de un exceso de RLO, pero no los eliminan totalmente, para que sigan realizando sus funciones básicas. No es lo mismo que ocurre cuando administramos antioxidantes exógenos en grandes dosis, como las megadosis de vitaminas, que sí deplecionan los RLO y producen toxicidad, como veremos más adelante.

Un caso especial: la mitocondria, fuente y diana principal de la melatonina

A menudo hablamos de la mitocondria, esa organela de la célula que constituye su verdadera central energética para producir el ATP, la forma de energía que dicha célula usa para sus funciones. Pero ¿de dónde viene la mitocondria?

En el origen de la vida, las células obtenían poca energía porque no había oxígeno en la atmósfera. Eso impedía la aparición de organismos complejos. Pero el oxígeno empezó a aumentar debido a que, en su metabolismo, algunas de estas células, las cianobacterias, adquirieron la capacidad de romper las moléculas de agua y liberar oxígeno a la atmósfera, elevando su presencia hasta un 1 %, hace unos mil trescientos millones de años. A partir de entonces, empiezan a surgir células aeróbicas capaces de usar el oxígeno para producir mucha más energía. Las mitocondrias se originaron cuando una célula anaerobia capturó a una célula aeróbica para aprovechar su alta producción de ATP; con el tiempo, ambas se adaptaron: la célula hospedadora anaerobia controló el genoma de la aeróbica y desarrolló más defensas antioxidantes para protegerse de los RLO que ese mayor consumo de oxígeno producía, mientras que la célula aeróbica se transforma en la futura mitocondria, que recibía nutrientes directamente del hospedador para seguir generando energía. Gracias a esta simbiosis, las nuevas células eucariotas pudieron obtener hasta 36 ATP en lugar de 2, haciendo posible la evolución de organismos multicelulares. El número de mitocondrias varía según la demanda energética: órganos como el cerebro, hígado, corazón y riñón tienen muchas, entre 5.000-10.000, mientras que los glóbulos rojos no tienen ninguna.

Pero, aunque alguien pueda creer que el hospedador ganó la batalla en esta simbiosis, la realidad es otra: la mitocondria se quedó con unos pocos genes (unos 37), mientras que el núcleo de la célula tiene unos 23.000 genes, incluyendo los que le robó a esa célula aeróbica. Pero la mitocondria se quedó con una propiedad que el núcleo no esperaba, y es la capacidad de decidir su propio destino, es decir, de decidir si la célula debe morir (en un proceso llamado apoptosis).

La decisión del suicidio de la célula inducida por la mitocondria depende del grado de daño que esta organela tenga. Si está sometida a mucho estrés oxidativo, la maquinaria mitocondrial ya no funciona bien y emite señales que van al citosol y llegan al núcleo de la célula para inducir su muerte. Esta decisión se produce para evitar que el exceso de RLO pueda dañar el ADN nuclear y producir mutaciones que eventualmente podrían culminar en el desarrollo de una célula tumoral.

Mientras tanto, los sistemas de defensa antioxidante actúan para mantener en buen estado las mitocondrias. Si consideramos que las mitocondrias consumen el 90 % de todo el oxígeno que llega a la célula, nos damos cuenta de la gran cantidad de RLO que se produce continuamente. Por ello, la célula aeróbica, antes de transformarse en mitocondria, ya contaba con buenos sistemas antioxidantes, entre ellos la melatonina. Hoy sabemos que la melatonina se sintetiza en la mitocondria, para proteger frente al enorme daño oxidativo que se produce diariamente durante las reacciones que dan lugar al consumo de oxígeno y producción de ATP. La mitocondria produce melatonina a demanda y, a mayor actividad, mayor melatonina produce.

No es de extrañar, pues, que la melatonina fuera tan necesaria para la propia evolución, ya que impedía el daño oxidativo y mantenía su capacidad bioenergética, es decir, reducía el daño celular y las mutaciones del ADN que hubieran invalidado la evolución estable. Hoy en día sabemos que cuando administramos melatonina, esta llega a la mitocondria para estimular la producción de ATP al tiempo que reduce la producción de RLO, mejorando así la eficiencia bioenergética de la célula. Esta es una de las bases de la utilidad terapéutica de la melatonina, como veremos más adelante.

La mitocondria es, por tanto, origen y diana de la melatonina.

2

La melatonina pineal y la generación de los ritmos biológicos

Cambio de paradigma: de C. Bernard a Colorado Springs

Los ritmos biológicos se estudian experimentalmente desde los años veinte del siglo pasado, cuando se demostró que eran procesos internos de los organismos vivos. Entre 1930 y 1950 se vio que podían alterarse por factores tales como infecciones. La idea clásica de homeostasis de Claude Bernard (1860), era que la salud dependía de la constancia del medio interno, es decir, del mantenimiento de unos valores constantes de todos los componentes que circulan por la sangre, entre otros. Pero esta visión se sustituye en 1960 por la perspectiva moderna de la cronobiología, que entiende la salud como variación rítmica adaptativa, es decir, son los cambios diarios, circadianos, de todos los componentes del organismo, los que mantienen el estado de salud, y no su constancia. Aunque en cierto sentido se pudieran compaginar ambas visiones argumentando que dichos cambios circadianos deben mantenerse constantes de un día para otro, en realidad, tampoco es así, ya que esos ritmos se modifican diariamente de manera muy sutil gracias a las variaciones en el fotoperiodo que acompañan a las estaciones, como vimos anteriormente. En los años setenta se identificaron los núcleos supraquiasmáticos (NSQ) como sede de las neuronas que forman el reloj biológico central, y en los ochenta se demostró que su trasplante restauraba ritmos y que determinadas mutaciones puntuales de ciertas proteínas de dicho reloj modificaban el periodo circadiano. Entre 1990 y 2000 se clonaron los genes reloj y se descubrieron los relojes periféricos en prácticamente todas las células. Desde entonces, los mecanismos circadianos se han vinculado al cáncer, al metabolismo, al sueño y a la inmunidad. En 2017 Hall, Rosbash y Young recibieron el Premio Nobel por descubrir el mecanismo molecular del reloj biológico.

Si observamos los trabajos científicos que relacionan las alteraciones del reloj con patologías humanas, vemos cómo cada vez aparecen más evidencias de ello, que hacen del reloj biológico un mecanismo básico, filogenéticamente muy antiguo, y elemental para el control de la homeostasis del organismo vivo.

¿CÓMO REGULA LOS RITMOS ENDOCRINOS Y NO ENDOCRINOS?

El reloj biológico central envía dos tipos de señales al organismo. El primer tipo son señales reguladoras, que activan en el hipotálamo los principales mecanismos de supervivencia: control de la temperatura corporal, ciclo sueño–vigilia, apetito y saciedad, impulso sexual y funcionamiento del sistema nervioso autónomo (simpático y parasimpático). Este sistema, a su vez, regula la actividad neuroendocrina y las funciones digestivas, cardiovasculares y renales, entre otras. De esta manera, controla las funciones de los diversos órganos endocrinos, el eje cerebro-gastrointestinal, órganos reproductores y eje músculo-cerebro, entre otros. Por otra parte, el reloj biológico a través de la vía nerviosa ya descrita que inerva la glándula pineal regula la producción nocturna de melatonina, cuya señal va a sincronizar todos los ritmos anteriores puestos en marcha por el reloj, para ajustarlos entre sí. Así, a las 6 de la mañana induce la producción de ACTH por parte de la hipófisis, que a su vez actuará sobre las suprarrenales para aumentar el cortisol a las 8 y que este pueda ir al hígado para sacar glucosa de él y llevarla al músculo, que la utiliza para poder contraerse de manera que podamos levantarnos y empezar nuestra actividad diaria. Al mismo tiempo, la melatonina aumenta la secreción de insulina, que es la responsable de introducir esa glucosa en el músculo. La regulación del metabolismo por parte de la melatonina viene de varios efectos. Por un lado, la melatonina puede regular la producción de hormonas tiroideas, y, por otro, los niveles de melatonina aumentan en la mitocondria por la mañana. Y puesto que la melatonina aumenta la función mitocondrial para producir ATP, esta situación acompaña a los procesos metabólicos musculares y hepáticos en ese momento.

El caso del jet-lag – Cómo tomar la melatonina

Esta situación, que se refiere a la cronodisrupción que se produce cuando cruzamos cierto número de husos horarios, explica muy bien cómo funciona nuestro sistema circadiano.

La Tierra se divide en 24 husos horarios, virtuales, que están delimitados por los meridianos que los dividen de norte a sur, y que determinan la hora en cada zona geográfica. El total de los 24 husos corresponde a 24 horas, una hora por cada huso, y se corresponde con el tiempo de rotación de la Tierra. Como la Tierra rota alrededor del Sol, además de alrededor de sí misma, hay una parte del planeta que recibe luz y otra que no, aproximadamente la mitad en cada caso.

Aparte de otras consideraciones, lo que nos interesa aquí es que el llamado jet-lag o desfase horario se produce cuando viajamos a través de varios husos horarios de manera rápida. Mientras que nuestro reloj biológico sigue marcando la hora del inicio del viaje, la hora del día ha cambiado. A mayor número de husos horarios cruzados, mayores serán los síntomas que se nos pueden presentar, y que incluyen no solamente alteraciones del ciclo del sueño, si no otros como cansancio, trastornos digestivos e incluso trastornos cognitivos. Esto sucede precisamente porque el reloj biológico regula todos los ritmos del organismo, y cuando se altera, se manifiestan las alteraciones de dichos ritmos.

Para explicarlo, partimos de la base de que el periodo de los ritmos circadianos en el organismo humano es de 24 horas, ya que está ajustado a los cambios luz/oscuridad de un día. Pero si situamos a un sujeto en oscuridad continua, no recibe esos cambios de luz alternando las 24 horas, y el ritmo endógeno de expresión de los genes reloj se alarga hacia 25 horas (lo que se conoce como cronotipo libre), ya que es el periodo de su reloj biológico central. Es por eso por lo que los ciegos de nacimiento sufren un alargamiento de sus ritmos circadianos hacia 25 horas en vez de 24 en ausencia de tratamiento. Los estudios realizados para valorar cómo se puede resincronizar ese reloj biológico alterado indican que puede oscilar unas 2 horas por encima y por debajo de ese cronotipo libre, es decir, que puede oscilar entre 23-27 horas, sin que existan manifestaciones por desfase horario. Por tanto, en condiciones normales de un ritmo de 24 horas (cronotipo ajustado), podemos tolerar 1 hora de adelanto de fase por día en un vuelo transmeridiano al este (24-1=23), mientras que toleramos hasta 3 horas de retraso de fase en un vuelo hacia el oeste (24+3=27). Por eso que siempre es más fácil recuperarnos de un vuelo transoceánico al oeste que al este.

¿Cómo podemos evitar las manifestaciones del jet-lag? Ya que se trata de una desincronización del reloj biológico central con respecto al reloj geográfico, hay que cambiar la hora del primero. Ya sabemos que la melatonina pineal ejerce un efecto de retroalimentación sobre el reloj central para mantenerlo en hora. Por tanto, lo más fácil es usar la melatonina como medio de resincronización. Para saber la hora a la que se debe administrar la melatonina se utilizan las llamadas curvas de respuesta de fase, que se construyen administrando melatonina a diferentes horas del día y viendo cómo ello afecta al reloj. Según estas curvas, hay un periodo entre las 5-7 de la mañana aproximadamente, durante el cual si administramos melatonina provocamos un retraso de fase, mientras que si se administra entre las 5-7 de la tarde se produce un adelanto de fase. Ello se debe al efecto de la melatonina sobre los genes reloj, que retrasa o adelantan su expresión. Así pues, si viajamos al oeste tendremos un retraso de fase, y el horario geográfico será anterior al horario biológico, por lo que deberemos adelantar nuestro reloj biológico administrando melatonina por la tarde; si, por el contrario, viajamos al este, tendremos que atrasar el reloj biológico, para lo cual administraremos melatonina por la mañana.

El caso del cambio horario

Por consenso internacional, la hora mundial se establece en relación con el meridiano de Greenwich, es decir, la zona geográfica correspondiente al meridiano que pasa por Greenwich recorriendo la superficie de la Tierra de norte a sur, que corresponde a 0 grados de longitud. Una rotación completa de la Tierra dura un día, que se divide en 24 horas, y se subdivide en husos de 15 minutos cada hora, con la consiguiente subdivisión en segundos. El tiempo medido en este meridiano (para ser más exactos en el Observatorio Real de Greenwich, Londres), se llama GMT (*Greenwich Mean Time*, o Tiempo Medio de Greenwich). Las correcciones llevadas a cabo con el uso de relojes atómicos mejoraron la medida exacta del tiempo, y en 1972 se pasó a usar el término UTC (*Universal Time Coordinate*, Tiempo Universal Coordinado).

Un caso especial de desfase horario es el que se produce bianualmente con el cambio horario. La idea era adaptar el horario laboral al horario solar, con el fin de reducir el gasto energético. Lo inició Alemania tras la Primera Guerra Mundial. En España, el cambio real empezó en 1940 (antes hubo otro cambio de corta duración). En nuestro país, vamos desfasados del tiempo UTC+2 horas en verano, y UTC+1 en invierno, excepto las Islas Canarias (y Portugal), que siempre tienen una hora menos. Así, aumentamos la diferencia horaria una hora (UTC+1) en invierno (el último fin de semana de octubre) y la ampliamos dos horas (UTC+2) en verano (el último fin de semana de marzo).

¿Qué ocurre con el cambio horario? Es equivalente a un jet-lag brusco, donde cambia la hora de nuestro reloj mecánico, pero no el de nuestro reloj biológico. De nuevo vemos un desfase horario que produce trastornos similares: alteración del sueño, cansancio, déficits de atención, de memoria, etc.

Pero, además, ya se han registrado patologías más severas, que incluyen alteraciones cardiovasculares (más frecuentes en mujeres con el cambio horario de verano), exacerbación de procesos alérgicos, artritis reumatoide, enfermedades ligadas al envejecimiento, etc. Ya existen suficientes evidencias científicas para conocer los efectos adversos del cambio horario.

En una reunión del Comité de Transportes y Turismo del Parlamento Europeo celebrada en 2019, al que fui invitado como experto en Biomedicina, expuse los efectos nocivos del cambio horario en la salud humana. Se presentaron otras ponencias, la más ilustrativa de las cuales fue la del experto en energía. Dicho experto demostró con datos fehacientes que prácticamente no se ha ahorrado un solo euro desde el cambio horario, echando por tierra la falacia que se mantiene en la mayoría de los países de la Unión Europea. La conclusión a la que llegó el Comité es que el cambio horario debería eliminarse definitivamente, y esperemos que se haga lo antes posible.

¿Cuál sería el horario ideal en España? Desde el punto de vista biológico, si observamos los cambios de luz a lo largo de las estaciones del año, se demuestra que en el horario UTC+1 (invierno) tenemos el máximo de horas de sol en junio, desde las 06.00 hasta las 20.30, mientras que el horario UTC+2 da lugar a unas horas de sol desde las 6.30 hasta las 21.30-22.30, lo cual contaríamos con hasta dos horas más de sol por la noche. Sabiendo que el reloj biológico se rige por el horario solar, cuanto más se alarga la luz del sol por la noche, más se inhibe la producción de melatonina y más se retrasa el inicio del sueño, lo que da lugar a una reducción del número total de horas de sueño y los consiguientes problemas que ello produce. Por tanto, UTC+1 es el horario ideal que debería mantenerse todo el año en España.

Ritmo sueño-vigilia y los hipnóticos

El ritmo sueño-vigilia quizá sea el cambio cíclico por excelencia. A pesar de que todas las funciones del organismo presentan ritmos circadianos o diarios, como el del sueño, no somos conscientes de ellos. Existen diversas alteraciones del ritmo de sueño, pero ahora nos fijaremos en las de origen circadiano. El ritmo de sueño se establece con una fase de sueño de entre 7-9 horas en condiciones ideales. El resto de las horas del día se circunscriben a una etapa, desde que nos despertamos hasta las 6-7 de la tarde, que se corresponde con una fase de actividad, y a partir de esa hora entramos en una segunda etapa con un condicionante regulador que se va acumulando a lo largo de la jornada y ya promueve una tendencia al reposo.

Este ritmo se asocia al control del reloj biológico central, ya que este envía dos tipos de señales: una, que induce la producción de melatonina, es la señal cronobiótica, y las otras son señales homeostáticas dirigidas a diferentes lugares del organismo, para controlar sistemas como el sistema nervioso autónomo y la generación de los ritmos circadianos del organismo.

De esta forma, al despertarnos se activan los procesos necesarios para la producción de energía por parte del organismo, como la secreción de cortisol, la liberación de glucosa en el hígado, la liberación de insulina para su traslado al músculo (a fin de que iniciemos nuestra actividad motora), la secreción de hormonas tiroideas para activar el metabolismo, etc.

EL corazón bombea más sangre, el hígado procesa los alimentos que ingerimos, y los riñones regulan la excreción de diversas moléculas, eliminando las más tóxicas para el organismo y recuperando otras de interés. Durante todo el día, el tracto gastrointestinal funciona en dos aspectos fundamentales: digerir y absorber nutrientes, y mandar al cerebro señales que le indican cuánto comemos, qué comemos y qué déficits podemos tener. A su vez, el cerebro le indica al tracto digestivo qué, cómo y cuándo tiene que secretar hormonas, enzimas y otras moléculas de interés para todos estos procesos. Es el llamado eje cerebro-gastrointestinal.

Todo ello ocurre durante el día, y dentro de los procesos y actividades metabólicas del organismo, cabe destacar la cerebral. La actividad metabólica neuronal genera, al igual que otros órganos, deshechos metabólicos; pero, además, el cerebro es el órgano que más oxígeno consume, el 20 % del total que respiramos, y sus capacidades de defensa antioxidante son relativamente escasas comparadas con otros tejidos. Así pues, durante el día el cerebro también produce radicales libres. Los metabolitos y los radicales se van acumulando en el espacio extracelular neuronal, y deben eliminarse para que no dañen a las propias neuronas.

Para ello está el sueño, una de cuyas funciones, además de permitirnos descansar, es literalmente «limpiar el cerebro» de esos deshechos metabólicos para que al día siguiente empecemos con «buen pie». Ese proceso de limpieza ocurre a lo largo de varias horas, y depende de la dilatación de los espacios interneuronales que permiten que el líquido cefalorraquídeo lave y limpie el entorno de las neuronas. Si dormimos, poco, 3 horas menos de lo que debemos, paso a paso los detritus neuronales se van acumulando y van dañando las neuronas, sus conexiones, y a largo plazo pueden causar enfermedades neurodegenerativas.

¿De quién depende que todo esto funcione adecuadamente? Indudablemente del control circadiano del reloj biológico que activa la producción pineal de melatonina, responsable de iniciar las etapas de relajación, somnolencia y sueño cuando comienza su producción en la fase de DLMO, como ya vimos. Conforme aumenta la melatonina se va reduciendo la temperatura corporal, hasta que llega un momento en el que ambas alcanzan un valor crítico que induce los procesos de somnolencia que nos llevan al descanso y al sueño; precisamente por eso, la melatonina es la molécula ideal para tratar un problema de sueño. Desde hace años, existe un amplio consenso internacional en cuanto al uso de la melatonina como primera línea de acción ante un trastorno de sueño.[4] Como ya hemos comentado, la dosis y la hora de su administración son factores críticos para lograr los efectos deseados.

Desgraciadamente, el tratamiento del insomnio no suele seguir esta práctica recomendada. Normalmente, el tratamiento se inicia con hipnóticos, sedantes, e incluso relajantes. Todos esos fármacos provocan distintos efectos secundarios severos: uno de ellos, es que afecta al reloj biológico, creando una mayor cronodisrupción, una mayor alteración de la producción de melatonina y, en consecuencia, un agravamiento del insomnio, que se solapa por sus efectos hipnóticos. Otros efectos secundarios incluyen cefaleas, trastornos cognitivos como alteraciones de la capacidad de atención, de la memoria, etc. Además, esos fármacos crean tolerancia (cada vez surten menos efecto y se precisan dosis más elevadas, empeorando la situación) y adicción (el paciente se habitúa al fármaco y es incapaz de dejarlo).

Por fortuna, contamos con la melatonina que, por un lado, nos permite deshabituarnos de dichos medicamentos más fácilmente y, por otro, restaura la función del reloj biológico y resincroniza el ritmo sueño-vigilia, generando un sueño más eficaz y fisiológico. Por supuesto, no funciona en todos los casos, pero es la primera elección que debemos tomar.

Ritmos en la reproducción humana y animal

Si bien es conocida la existencia de ritmos estacionales en la reproducción animal, con claros ejemplos en aquellos animales que hibernan, no está tan clara la relación entre ritmos y reproducción humana. En estos casos, al hibernar permanecen en un estado de oscuridad constante, los niveles de melatonina aumentan mucho, y se produce atrofia testicular. Por el contrario, en primavera, al salir de la hibernación, la luz ambiental frena la producción de melatonina y se produce una recrudescencia testicular, con lo cual los machos ya son activos sexualmente. En el caso de los humanos, desde el punto de vista del desarrollo, sabemos que la melatonina que produce el niño aumenta hasta la pubertad, y en esta etapa la producción disminuye y se mantiene así hasta los 35-40 años. Sin embargo, tampoco se sabe si esta disminución de la melatonina tiene que ver con los cambios hormonales de la pubertad, ya que los niños que han sido tratados con melatonina en esta etapa no han manifestado ni atrasos ni adelantos puberales. Posiblemente se trate más de una señal cronobiótica que afecta al ritmo de sueño que adoptarán posteriormente los adolescentes, una vez terminado el desarrollo puberal.

En las fases reproductoras activas, tanto en el hombre como en la mujer, tampoco existe mucha relación entre ritmos, melatonina y reproducción. En el caso de los hombres, aunque la melatonina mejora la viabilidad de los espermatozoides, no parece que afecte directamente a la espermatogénesis ni al número de espermatozoides producidos en los testículos. No obstante, existe cierta conexión entre el envejecimiento testicular y la infertilidad masculina, que a su vez podría estar relacionada con la reducción edad-dependiente de la producción de melatonina. Y, además, la melatonina sí mejora la función testicular en aquellos sujetos sometidos a radio y quimioterapia por cáncer. Es aquí donde la melatonina tiene un papel preponderante.

En el caso de la mujer, existen ciertos datos que avalan la existencia de ritmos reproductores. Estos se han observado más claramente en mujeres que viven en o cerca del Círculo Polar Ártico. El día y la noche pueden durar meses y, durante la noche polar, se ha descrito una reducción de la fertilidad femenina, con tendencia a ciclos ováricos anovulatorios y endometriosis uterina. Por el contrario, durante el verano ártico son más frecuentes los embarazos múltiples, indicativos de un aumento de la fertilidad. Al igual que sucede con los testículos, se ha demostrado que en mujeres con infertilidad debido a un daño oxidativo de los folículos (que es una causa muy frecuente de dicho trastorno), la administración de melatonina corrige este problema y recuperan la fertilidad.

Pero en el caso de los animales, la melatonina desempeña un papel fundamental en la reproducción, sobre todo en la estacional. Por un lado, todos los animales han desarrollado un mecanismo que, en función de lo que dure la gestación de cada especie, permite variar la fase de procreación a lo largo del año, a fin de que las crías nazcan en primavera-verano, cuando las condiciones de temperatura, humedad, y alimentos son más favorables para la supervivencia de la especie. A título de ejemplo, el visón se reproduce en invierno y el hurón en primavera, ya que tienen gestaciones cortas, mientras que el ciervo se reproduce en otoño, ya que tras su gestación las crías nacerán en primavera.

En otros casos, la melatonina puede usarse para controlar

la estacionalidad de la reproducción, como en el caso de las ovejas. En primavera hay más luz y disminuye la melatonina, y en estas condiciones las ovejas no se reproducen; si colocamos implantes de liberación prolongada de melatonina, lograremos reactivar el celo, y se reproducirán. Asimismo, si colocamos implantes en todas las ovejas, podremos sincronizar por completo la reproducción, y así será más fácil controlar el nacimiento de las crías y su cuidado, así como recolectar la lana. Esta fue la primera aplicación que se autorizó hace ya muchos años para el control de la estacionalidad reproductora animal.

3

La melatonina extrapineal y la homeostasis celular

Bases de su efectividad: actividad antioxidante y antiinflamatoria

Ya que la melatonina se descubrió inicialmente como un producto de la glándula pineal, sus funciones cronobióticas se conocieron desde el principio, y se pensaba que esa era su única (y fundamental) función. Pero cuando se demostró que la melatonina se producía en prácticamente todos los órganos y tejidos, y en unas concentraciones mucho más elevadas que las de la pineal, ya se contempló la posibilidad de que esta molécula desempeñara otras funciones.

Si recordamos de dónde viene la melatonina, presente en la célula primitiva, es lógico pensar que, en todas las células, y no solamente en las de la glándula pineal, puede producirse melatonina. Y así es: prácticamente todas las células producen melatonina, pero con unas características diferentes de la pineal: la producen en cantidades mucho más elevadas, hasta un orden de magnitud mayor, y esta elevada concentración es la que permitió conocer sus capacidades antioxidantes y antiinflamatorias.

La melatonina tiene dos propiedades frente a los radicales libres que la hacen única: por un lado, es capaz de depurar (eliminar) directamente dichos radicales libres de oxígeno y de nitrógeno. Los radicales libres incluyen tanto los derivados del oxígeno (RLO) como los del nitrógeno (RLN), y pueden generarse también a partir de moléculas como el peróxido de hidrógeno o los peroxinitritos. Los radicales son muy reactivos porque tienen un electrón desapareado y tienden a robar electrones, propagando el daño oxidativo. Los antioxidantes exógenos, como las vitaminas E y C, pueden neutralizar radicales, pero al hacerlo se convierten en nuevos radicales o agotan los sistemas antioxidantes endógenos, lo cual puede aumentar el estrés oxidativo. La melatonina, en cambio, se produce dentro de la célula cuando aumenta el metabolismo y los radicales. Una sola molécula de melatonina puede neutralizar varios radicales, y con cada reacción se transforma en compuestos que siguen siendo antioxidantes.

Nunca se convierte en un radical ni consume sistemas antioxidantes para regenerarse, lo que la hace mucho más eficaz. Al contrario, la propia melatonina induce la expresión de las enzimas que constituyen el sistema antioxidante endógeno, aumentando su actividad para que estos a su vez eliminen los radicales libres.

Estas funciones son la consecuencia de la afinidad entre melatonina y célula, ya que ha sido fabricada y usada por la célula durante miles de millones de años, por lo que esta la adaptó a sus necesidades de protección. Quizá por ello no hablamos de la melatonina como una hormona, si no de un protector celular conservado evolutivamente.

Pero en 1999, al observar las propiedades únicas de la melatonina, en nuestro laboratorio nos preguntamos si también tendría efectos antiinflamatorios. A través de numerosos estudios en modelos animales afectados con sepsis (una inflamación aguda de elevada mortalidad), demostramos por primera vez que la administración de melatonina prevenía contra las sepsis, el shock séptico y el fallo multiorgánico, recuperándose los animales y evitando su muerte. Estos resultados dieron lugar a la primera publicación en el mundo de las propiedades antiinflamatorias de la melatonina, que además de reponerse de las sepsis, mantenía el control de las constantes vitales del animal, sin que existieran efectos secundarios de ningún tipo.[5]

Así pues, parecía entonces que la melatonina podría tener una gran importancia para controlar el sistema inmunitario si se activaba en exceso. A continuación, realizamos otros muchos experimentos que nos permitieron identificar a la mitocondria como la diana principal de la melatonina para reducir la inflamación aguda. A partir de esa fecha numerosas publicaciones pioneras de nuestro laboratorio nos permitieron identificar las vías moleculares de estos efectos, así como las vías genómicas responsables de todo ello. Tal es así que nos permitieron desarrollar un inyectable intravenoso de melatonina para uso clínico, que ha sido probado en dos ensayos clínicos (sepsis y COVID-19) con notable éxito.[6]

Pero había un problema en todo ello, que hizo que otros muchos fracasaran al intentar encontrar dichos efectos. Y es que, al contrario de lo que se dice (y se sigue diciendo), esto es, que la melatonina atraviesa todas las barreras biológicas, la membrana celular tiene un mecanismo de regulación de entrada de muchas moléculas, entre ellas la melatonina. Algunos de nuestros estudios demostraron que solamente entra un 10 % de la melatonina que hay fuera de la célula, y de esta proporción, solo la mitad penetra en el núcleo y la mitocondria. Esta propiedad de la célula, que es completamente lógica, ya que su misión es controlar lo que le llega, les pasó y todavía les pasa desapercibida a muchos científicos, que repiten como autómatas eso de que se distribuye sin control por todo el organismo. Pero esta propiedad de control que, tal como demostramos en su momento, es común a todas las células del organismo, exige que para administrar una dosis terapéutica de melatonina debamos conocer todos los aspectos de su biodisponibilidad, que analizaremos en un capítulo posterior.[7]

Cuando hay inflamación, se liberan moléculas que generan radicales libres, y estos a su vez dañan los tejidos produciendo más inflamación. Es un círculo vicioso que hay que romper para evitar el daño subsiguiente. La melatonina frena los radicales libres, y corta dicho circuito a este nivel. Además, la melatonina es la única molécula antiinflamatoria que existe capaz de controlar la inflamación a través de tres mecanismos fundamentales: frena las dos vías de la inmunidad innata y modula la inmunidad celular, permitiendo así un control óptimo del sistema inmunitario endógeno.

La melatonina es el regulador mitocondrial por excelencia

Hace muchos años me pregunté si, al ser la melatonina un excelente antioxidante, y al ser la mitocondria la organela de la célula que más oxígeno consume (alrededor del 98 % de todo el oxígeno que usa el organismo), y que, por tanto, más radicales libres produce (un 80 % de los superóxidos de todo el organismo), la melatonina desempeñaría algún papel en la función mitocondrial.

Las mitocondrias son las centrales energéticas de la célula, que contienen un número variable dependiendo de su actividad. La mitocondria tiene una serie de sistemas enzimáticos enlazados entre sí, que se llama cadena respiratoria o cadena de transporte de electrones, que a través de una serie de reacciones de óxido-reducción, consigue transportar electrones que son utilizados en última instancia para reducir el oxígeno y producir agua. En esta serie de reacciones se libera energía suficiente para producir el ATP que necesite la célula. Durante estas etapas es fácil que se escapen electrones, dando lugar a una reducción parcial del oxígeno, y produciendo radicales superóxido, peróxido de hidrógeno y radicales hidroxilo, conocidos como RLO. Estos radicales son altamente tóxicos para la propia mitocondria, de manera que si no se eliminan pueden infligirle un daño irreversible.

Los primeros estudios de nuestro laboratorio demostraron que la melatonina mejora la función mitocondrial: aumenta la producción de ATP porque activa los complejos respiratorios, reduce el escape de electrones y, con ello, la formación de radicales libres. Además, elimina directamente los radicales sobrantes y actúa junto con la coenzima Q10, potenciando aún más la eficiencia de la cadena respiratoria, responsable de la síntesis de ATP. Relacionando estos datos con su acción antiinflamatoria, investigamos qué ocurría en la mitocondria durante la inflamación intensa. Y pudimos comprobar que, en situaciones como la sepsis (una infección generalizada), la mitocondria activa una enzima (llamada óxido nítrico sintasa mitocondrial), similar a la citosólica, que produce grandes cantidades de óxido nítrico (NO). Este NO y sus derivados dañan la cadena respiratoria y llevan a la destrucción de la mitocondria. La melatonina bloquea este proceso: reduce la activación y la producción de NO y protege a la mitocondria, permitiéndole seguir generando ATP de forma eficiente.[8]

Todas estas actividades de la melatonina nos llevaron a formular que esta es realmente responsable del mantenimiento de la homeostasis mitocondrial, lo cual, en condiciones normales, permite ajustar su función bioenergética a las necesidades de las células. Esta sería la función primordial de la melatonina a lo largo de la evolución, permitiendo que se constituyeran organismos pluricelulares cada vez más complejos hasta llegar a nuestra especie, ya que para ello se requería una gran cantidad de energía (ATP), y al mismo tiempo evitar el daño oxidativo por la presencia de grandes cantidades de oxígeno.[9]

Es decir, si el oxígeno es necesario para la vida, pero a la vez resulta tóxico para la misma, la melatonina, al reducir su toxicidad, se convierte en el agente que hace posible la vida.

Sinergia entre la melatonina pineal y la extrapineal

Cuando entendemos finalmente que existe una melatonina que se produce en diferentes compartimentos, pineal y extrapineal, y que tiene funciones diferentes, cronobiótica la primera y protectora celular la segunda, la pregunta que nos hacemos es si existe algún tipo de relación funcional entre ambas. Es decir, ¿la melatonina pineal afecta a la extrapineal y viceversa?

Hoy sabemos que la melatonina pineal, producida en bajas concentraciones, actúa principalmente sobre los receptores de membrana MT1 y MT2. Su activación desencadena cascadas de señalización intracelular que permiten regular el reloj biológico interno. Por otro lado, la melatonina extrapineal, sintetizada en prácticamente todas las células, actúa sobre ciertos receptores nucleares (ROR), a través de los cuales regula la expresión de distintos genes. También puede unirse a ciertas proteínas citosólicas, modulando funciones estructurales. Además, una parte esencial de su acción extrapineal tiene lugar en la mitocondria, donde ayuda a mantener su homeostasis y su eficiencia funcional.

Diversos estudios demuestran que existe interacción entre los receptores de membrana (MT1/MT2), activados por la melatonina pineal, y los receptores nucleares ROR, activados por la melatonina extrapineal. La activación de MT1/MT2 generaría señales que modifican los receptores nucleares, facilitando la acción de la melatonina extrapineal sobre ellos. Aunque los mecanismos exactos aún no se conocen con detalle, todo indica que existe un efecto permisivo o cooperativo entre la melatonina pineal y la extrapineal.

¿En qué se traduce esta interacción? Hay diversos ejemplos que nos permiten identificar esta interacción entre ambas melatoninas. Por ejemplo, la actividad antioxidante. Ya hemos mencionado que las señales homeópaticas provenientes del reloj biológico central actúan sobre distintos órganos y tejidos, y lo que hacen, entre otras cosas, es poner en marcha los ritmos circadianos de determinadas funciones del organismo, como por ejemplo los ritmos circadianos de las enzimas que conforman el sistema antioxidante endógeno. Pero la melatonina extrapineal, a través de sus efectos genómicos, induce la expresión de esas enzimas, y además aumenta su actividad. Como estos sistemas antioxidantes se ponen en marcha en muchas células y tejidos simultáneamente, la melatonina pineal es la encargada de regular y sincronizar los ritmos circadianos de todos estos sistemas entre sí. Podríamos decir lo mismo con respecto a la actividad del sistema inmunitario innato, que presenta un ritmo circadiano a lo largo de las 24 horas del día y que es activado por las señales homeostáticas del reloj biológico central, inducido por la melatonina extrapineal a través de sus efectos genómicos, y sincronizado por la melatonina pineal fundamentalmente a nivel de las células del sistema inmunológico.

De esta forma se cierra un circuito básico en la regulación de las funciones fisiológicas del organismo. El reloj biológico central marca la pauta, induciendo la expresión de los ritmos circadianos de todas las funciones biológicas del organismo; la melatonina extrapineal a nivel genómico induce la expresión de esas moléculas que son necesarias para expresar dichos ritmos circadianos y, por último, la melatonina pineal sincroniza todos los ritmos entre todos ellos. Estamos ante una sincronización perfecta, que viene avalada por una evolución filogenética de millones de años, y que dio lugar a un mecanismo de regulación endógeno asimismo perfecto, que mantiene nuestras constantes vitales en continua fluctuación rítmica para adaptar el organismo humano a los cambios que se producen en el medio ambiente, no solo a lo largo del día y de la noche, sino también a lo largo de las estaciones del año.

4

La melatonina extrapineal y la homeostasis de órganos y tejidos

La melatonina y las funciones cognitivas

Ya sabemos que, desde el punto de vista fisiológico, el aumento de la melatonina que se produce por la tarde va en paralelo a una reducción de la temperatura corporal, de manera que cuando los niveles de melatonina alcanzan un valor crítico, la temperatura corporal disminuye lo suficiente como para promover los distintos eventos que producen somnolencia y darán lugar al inicio del sueño. Pero ¿la melatonina tiene alguna relación con las funciones cognitivas?

Si observamos más en profundidad los mecanismos de acción de la melatonina a nivel neuronal, estudiados en nuestro laboratorio mediante técnicas de electrofisiología, podemos ver que por un lado la melatonina inhibe la neurotransmisión glutamatérgica, dependiente del glutamato, el neurotransmisor excitador más importante de nuestro cerebro, e induce la neurotransmisión GABAérgica, dependiente del GABA, el neurotransmisor inhibidor más importante. De esta manera, la melatonina está regulando la actividad cerebral al modular los mecanismos de excitación/inhibición. Durante el día, hay poca melatonina circulante, y predomina la actividad excitadora, mientras que, por la noche, al aumentar la melatonina, frena dicha actividad excitadora y activa la inhibidora, favoreciendo la etapa de descanso y sueño. También comprobamos que la melatonina regula el ritmo circadiano de otros muchos neurotransmisores y de sus receptores, incluida la dopamina, modula la excitabilidad neuronal y regula el intercambio de iones a través de la membrana, fundamentalmente de sodio/potasio, que son responsables del potencial de reposo, excitación y generación de los potenciales de acción, es decir, las señales que viajan por las fibras nerviosas para llevar la información de una neurona a otra, o al músculo, por ejemplo.

La melatonina y las enfermedades neurodegenerativas

Existen muchos ejemplos que ponen de manifiesto la capacidad de la melatonina para modular las funciones cognitivas.

En el caso de la enfermedad de Alzheimer, partiendo de modelos animales se han descrito unos efectos muy específicos que reducen la mortalidad neuronal. Esta enfermedad provoca una muerte neuronal continua de ciertas áreas del cerebro como el hipocampo, afecta a la memoria, al razonamiento, incapacita para realizar las tareas de la vida diaria, y altera la conducta y la personalidad. Solamente un 5-7 % de los casos obedece a causas hereditarias, el resto es de causa desconocida, si bien se han identificado algunos genes, cuya alteración produce patologías de tipo alzhéimer. Ciertos factores ambientales tóxicos pueden influir en su aparición, y actualmente se especula con que podría tener su origen en un virus, o incluso en un trastorno del eje cerebro-gastrointestinal. Sea cual sea la causa, se da un proceso de neuroinflamación, con la consiguiente generación de radicales libres que causan estrés oxidativo y muerte neuronal y mitocondrial. Todo ello activa la liberación de glutamato, el neurotransmisor excitador que causa excitotoxicidad, y amplía la muerte neuronal en un circuito de retroalimentación positivo. Es decir, las tres dianas de la melatonina, estrés oxidativo, inflamación y daño mitocondrial que, junto al glutamato, son inhibidas por aquella.

En animales de experimentación primero, y también en la clínica, con pacientes que están en las etapas iniciales de deterioro cognitivo leve o moderado, la administración de melatonina es capaz de frenar dicho deterioro y evitar que siga avanzando. Ya circulan diversos estudios clínicos que avalan este uso de la melatonina, y los resultados son extraordinarios. Yo mismo tengo una experiencia muy positiva en casos de alzhéimer. Sin embargo, el problema que se plantea es que muchos pacientes llegan a mí cuando la enfermedad de alzhéimer ya está muy evolucionada, y los tratamientos habituales ya no resultan efectivos; la muerte neuronal es muy elevada, y llegados a ese extremo la melatonina tampoco produce mejoras significativas. En consecuencia, resulta imperativo que el paciente de EA sea tratado lo antes posible con melatonina, y estos estudios sean bien conocidos para que dichos tratamientos puedan implementarse en la clínica neurológica.

Otro caso de patologías neurodegenerativas es el de la enfermedad de Parkinson. Se trata de otro proceso que presenta síntomas de neuroinflamación, estrés oxidativo y daño mitocondrial, y que culmina en la muerte neuronal, en este caso de las neuronas de una parte del cerebro, la sustancia negra. También un 5-7 % obedece a causas familiares, hereditarias, y el resto es de causa desconocida, si bien el origen parece provenir de un fallo mitocondrial. Los factores ambientales tóxicos parecen estar, asimismo, relacionados y, al igual que en el caso del alzhéimer, se especula con una aliteración del eje cerebro-gastrointestinal como otra posible causa. De hecho, algunos herbicidas (prohibidos en la mayoría de los países) pueden causar párkinson. Un tóxico, contaminante de la heroína que se pinchaban drogadictos permitió identificarlo y ha supuesto un avance importante en el estudio de la enfermedad de Parkinson, puesto que sirvió para inducir esta enfermedad en modelos animales. El párkinson afecta principalmente al control del movimiento, al perderse las neuronas de la sustancia negra que producen dopamina, un neurotransmisor fundamental para estas funciones, y cuyo ritmo circadiano también está bajo el control de la melatonina. En nuestro laboratorio hemos trabajado durante muchos años con modelos experimentales en ratones, ratas y peces cebra a los que inducíamos párkinson, administrándoles precisamente dicho contaminante. En todos ellos hemos observado los beneficios de la melatonina para impedir la muerte neuronal, reducir la neuroinflamación y recuperar la motilidad. Además, por primera vez hemos sido capaces de demostrar que la administración de melatonina activa la recuperación del animal, restableciendo la función mitocondrial normal, mejorando la producción de ATP, y a partir de ahí, reduciendo la neuroinflamación y los radicales libres, a la vez que restaura la producción de dopamina y su ritmo circadiano normal. Hemos podido apreciar estos efectos en el animal entero usando como modelo el pez cebra una vez administrada la melatonina, y por primera vez se ha podido demostrar la eficacia de la melatonina para activar la respiración mitocondrial *in vivo* (es decir, en el animal entero, vivo) y la producción de ATP. De nuevo vemos la capacidad de la melatonina para contrarrestar la tríada mortal de daño mitocondrial, inflamación y estrés oxidativo.

Otros ejemplos de patologías degenerativas y neurodegenerativas, así como las derivadas de otras situaciones como las del cambio horario, las veremos en el capítulo de casos prácticos. Pero más allá de todo ello, cabe tener en cuenta que la melatonina regula el sistema circadiano, que todos los neurotransmisores cerebrales están sometidos a un ritmo circadiano dependiente de la melatonina y que, por tanto, esta tiene la capacidad de mantener una adecuada función cognitiva derivada del ajuste de la función de todos esos neurotransmisores. Por ejemplo, ya existen algunos estudios que avalan que la melatonina es capaz de inducir regeneración neuronal en situaciones en las que hay daño neuronal y de activar la neurogénesis, lo cual también es un aspecto importante a tener en cuenta. Si bien estos efectos se han visto en animales de experimentación, faltan estudios clínicos que avalen los mismos efectos en pacientes.

Todos esos casos coexisten con una alteración del ritmo del sueño, el cual, como es lógico, podrá restablecerse con un tratamiento a base de melatonina, convirtiéndose así en otro mecanismo de la mejora clínica.

La melatonina en el ictus y el infarto

Cuando se obstruye un vaso sanguíneo que irriga cierta parte del cerebro, se produce un déficit de aporte de oxígeno y nutrientes a esa zona que causa muerte neuronal y déficits funcionales, conocido como ictus isquémico. Otro caso de ictus es el hemorrágico, que se produce cuando un vaso sanguíneo del cerebro se rompe. En ambos casos, se produce la tríada de radicales libres, neuroinflamación y muerte neuronal. Ya existen evidencias clínicas que han demostrado cómo la administración de melatonina en las dos primeras horas del ictus redujo significativamente el daño neuronal producido, en comparación con pacientes sin melatonina. Aunque no existen datos clínicos, algunos estudios experimentales avalan el uso de melatonina para combatir este daño neuronal y reducirlo, favoreciendo la revascularización de la zona afectada. Pero no solo se reduce el daño neuronal, sino también sus efectos, ya que el tratamiento con melatonina redujo el delirio post-ictus en estos pacientes.

Cuando el déficit sanguíneo se produce en el corazón, hablamos de infarto. Aquí también coexisten los primeros procesos fisiopatológicos de estrés oxidativo, inflamación y daño mitocondrial que preceden a la muerte de las células del miocardio, llevando a la disfunción cardiaca. En estos casos hay más evidencias clínicas de la efectividad de la melatonina, ya que su administración tras el infarto agudo de miocardio resultó en una mejora de su capacidad funcional. Este efecto fue comparable al obtenido en pacientes con infarto agudo de miocardio tratados con intervención percutánea coronaria y administración sistémica de melatonina, que se asoció a una mejor evolución de aquellos. Asimismo, estos pacientes mostraron un menor tamaño de la zona infartada tras el tratamiento con melatonina. En general, el efecto de la melatonina es más beneficioso cuando su administración es intravenosa o intracoronaria.

La melatonina y el eje cerebro-músculo

La comunicación entre el cerebro y el músculo esquelético no solo depende de las señales que controlan el movimiento desde el cerebro, sino que es el propio músculo el que envía señales humorales y nerviosas al cerebro, estableciendo con ello una conexión bidireccional sumamente importante. En esta conexión participan de manera fehaciente el reloj central y los relojes periféricos que se encuentran en el músculo, de manera que cuando el reloj muscular se altera, se ven afectados significativamente una serie de genes que regulan la función mitocondrial y el metabolismo, la miogénesis o formación de nuevas fibras musculares, la secreción de mioquinas, que son moléculas señalizadoras del músculo, y la síntesis proteica. De esta manera, el músculo, durante su funcionamiento normal, produce esas mioquinas que llegan al cerebro para inducir la producción de BDNF (factor neurotrófico) y otras moléculas con la finalidad de inducir neurogénesis y mejorar la respuesta nerviosa, pero cuando hay daño muscular la cosa cambia.

La melatonina es un regulador fundamental del músculo. Por un lado, es un sincronizador del reloj biológico de las fibras musculares, manteniendo su función sincronizada con la del cerebro. Por otro lado, al ser un tejido con un número muy elevado de mitocondrias en sus fibras musculares (5.000-10.000 cada fibra), estas son dianas de la melatonina. Por eso, en situaciones como la sarcopenia, que consiste en la pérdida de fibras musculares por parte del músculo, y que ocurre durante el envejecimiento, en ciertas patologías musculares como las distrofias, o en aquellas personas que están durante un tiempo prolongado sin moverse, se altera el eje cerebro-músculo. Hemos comprobado que en el músculo se produce una cronodisrupción local de los genes reloj, induciendo un daño muscular, pérdida de función mitocondrial y aumento de señales inflamatorias que van al cerebro, y reduciendo la producción del factor neurotrófico BDNF. La administración de melatonina restableció la función normal del reloj muscular, mejoró la función mitocondrial y la producción de ATP, así como la energía necesaria para la funcionalidad del músculo, reduciendo la inflamación y mejorando la señalización músculo-cerebro. Los efectos fueron tan significativos que observamos cómo ciertas funciones cognitivas deterioradas cuando estaba afectado el músculo se restablecieron normalmente tras el tratamiento con melatonina.

La importancia del eje cerebro-músculo va más allá de estos datos experimentales. Es bien sabido el papel positivo que ejerce el ejercicio físico en nuestro organismo. Ahora sabemos que una gran parte se debe a esta conexión bidireccional entre el músculo esquelético y el cerebro, que están en permanente comunicación para entablar un diálogo constante que sea beneficioso tanto para el cerebro, al mejorar las funciones cognitivas con el ejercicio, como para el músculo, manteniendo su homeostasis. La melatonina es la responsable de mantener en buenas condiciones dicho diálogo.

5

La melatonina con la edad

¿QUÉ ES EL ENVEJECIMIENTO?

Uno de los aspectos más interesante de la evolución de la vida es el proceso que da lugar al envejecimiento y muerte, o lo que es lo mismo, estamos aquí de paso. Prácticamente todos los seres vivos, animales y vegetales, son propensos a este mecanismo que nos «quita de en medio» cuando ya no hacemos falta.

Pero hay diferencias; unos animales pueden vivir muchos más años que otros; algunos son casi inmortales, como la medusa *Turritopsis dohrnii*, que tras su reproducción sexual puede revertirse a un estado juvenil repitiendo el ciclo eternamente; serían inmortales en ausencia de depredadores. Una esponja de mar, *Anoxycalix joubin*, tiene una larga vida, de hasta diez mil años. La hidra de agua dulce simula al ser mitológico de donde deriva su nombre, pues se regenera completamente, aunque se seccione en dos partes, dando lugar a dos nuevas hidras. La langosta, que no envejece porque sus células no muestran senescencia, y muere principalmente porque la cazan. Dejaremos aquí los casos de este tipo, porque lo que nos interesa es conocer por qué ocurre el envejecimiento y, sobre todo, para qué ocurre. Si bien en algunos de esos ejemplos se conoce que sobreexpresan ciertos genes de longevidad, como FoxO en las hidras, o que sus células contienen mucha más telomerasa que parece mantener intactos los telómeros, necesarios para que la célula se siga dividiendo, como las langostas, los mecanismos de senescencia todavía están por descubrir.

Desde un punto de vista puramente filogenético, la especie humana es una especie más que ha evolucionado hasta una situación de «superioridad» en el reino animal, pero que mantiene las principales características de cualquier otra especie: nacer, crecer, reproducirse, y morir. En todo este ciclo vital, lo importante para mantener la especie es llegar a tener la capacidad de reproducirnos para traspasar nuestro ADN a los hijos, que repetirán el ciclo eternamente. Esta es la verdadera inmortalidad, nuestro ADN, como ya planteó R. Dawkins en el *Gen Egoísta*. En efecto, nosotros somos meros transportadores de vida, y la vamos cediendo conforme nuestro

ADN evoluciona, permitiendo así una mejor adaptación a la vida. Pero posiblemente no todo termina aquí, en el último capítulo de este libro veremos algunos aspectos de la física cuántica aplicada a la conciencia que nos pueden sorprender.

Pero no tenemos que ir más allá de hace algo más de cien años, a principios del siglo XX, cuando la longevidad estaba en torno a los 35 años. Fue a lo largo de ese siglo cuando una serie de grandes acontecimientos prolongó la vida, hasta llegar a los aproximadamente 80 años de media en la actualidad: la aparición de los antibióticos, la mejora en la nutrición, la calidad de vida, la higiene, los avances en el diagnóstico y los tratamientos médicos, el desarrollo de la cirugía, etc. Así que hasta los 35 años teníamos todo el ciclo vital completo. Hoy en día vivimos más, y se prolonga la capacidad de reproducción. Pero eso tiene sus consecuencias, ya que da tiempo a que ciertas células del organismo sufran deterioro, muten, y den lugar a enfermedades neurodegenerativas y al cáncer, por ejemplo. Por otro lado, la mala alimentación y el sedentarismo pueden inducir patologías cardiovasculares (la principal causa de muerte en el mundo, el cáncer es la segunda). Es decir, vivimos más, de modo que tenemos más tiempo para enfermar y, además, estamos más expuestos a mutaciones en nuestro

ADN, mientras que cuando vivíamos 35 años, no daba tiempo a que sucediera.

Llegados a este punto, nos preguntaremos: ¿cuáles son las causas reales del envejecimiento? Sin proponer una lista exhaustiva de posibles causas, hay algunas que deben tenerse en cuenta, y que podemos circunscribir al contexto de este libro. Anteriormente ha salido a colación el tema de las telomerasas, que son unas enzimas cuya función es regenerar los telómeros, unas fibras de ADN en los extremos de los cromosomas, que se acortan cada vez que la célula se divide, hasta que cuando ya son muy cortos, la célula deja de dividirse y muere. Sin embargo, eso no explica muchas cosas, como por ejemplo el hecho de que el cerebro, cuyas neuronas no se dividen, no se vea afectado por los telómeros, y sin embargo envejezca. Por consiguiente, no parece que estos sean la causa principal del envejecimiento.

Pero, al vivir más, sí existen una serie de factores que afectan a la calidad de nuestras células: una nutrición inadecuada provoca alteraciones metabólicas que a la larga afectan a la célula; la exposición a tóxicos ambientales, desde la radiación ultravioleta a los campos electromagnéticos, y desde los contaminantes tipo herbicidas, insecticidas, etc., hasta ciertos conservantes de los alimentos. Por no hablar del tabaco o del alcohol en exceso, principalmente el destilado (mientras que, al contrario, una o dos copas de buen vino al día son una costumbre saludable), y el sedentarismo. Todos estos factores ejercen un efecto sumatorio sobre el organismo, que se ve afectado lenta y progresivamente.

¿Cómo se ven afectadas las células, conduciéndonos al envejecimiento? Hoy en día sabemos que, durante el envejecimiento, en nuestro organismo coexisten una serie de procesos inflamatorios (subclínicos, es decir, no producen síntomas) que aumentan con el tiempo (conocidos como inflamación ligada al envejecimiento, del inglés *inflammaging*), y un aumento de radicales libres, responsables de generar un estado prooxidativo, también de naturaleza subclínica. Ambos procesos van dañando las células lenta e inexorablemente, y afectan a las macromoléculas fundamentales de la vida, como el ADN, proteínas y lípidos, socavando la capacidad de defensa de las células. Este daño también afecta a las mitocondrias, que se van volviendo menos eficaces e incapaces de mantener una adecuada producción de ATP, con lo cual generan un círculo vicioso, ya que, a menor aporte de ATP, menos capacidad tienen las células para defenderse de esos desgastes, mayor insuficiencia mitocondrial, y así sucesivamente, hasta que la célula ya es incapaz de sobrevivir. Cuando esto sucede, pueden ocurrir dos cosas: que el daño producido induzca una mutación en el ADN que cause patologías severas como las neurodegenerativas y el cáncer, o que, para salvaguardar de ese daño al organismo, los mecanismos de la propia célula la induzcan al suicidio, en un proceso llamado apoptosis, del cual ya hemos hablado.

Existen muchísimas teorías sobre el envejecimiento, tantas casi como autores que las han propuesto. No vamos a desgranarlas aquí: todas tienen cierto sentido, pero el problema es que son muy parciales. Es como el cuento del elefante y los ciegos: seis ciegos, que nunca han visto un elefante, empiezan a palparlo para saber de qué se trata. Uno toca la pata y dice que es una columna; otro toca la trompa y dice que es una serpiente; otro la cola, e indica que es una cuerda; otro identifica la oreja con un abanico, etc. De ahí puede extraerse una conclusión muy fácil, y es que, al no tener la visión completa del animal, solo ven aspectos parciales y poco realistas. Lo mismo pasa con todas las teorías sobre el envejecimiento, ya que cada una de ellas aborda un aspecto parcial del proceso global. Pero cuando intentamos unificarlas todas, claramente se observa que cada una de ellas por separado describe procesos que culminan en estrés oxidativo, inflamación, y daño mitocondrial. Es decir, la tríada fundamental que ya hemos comentado en varias ocasiones, que afecta de manera directa la calidad de vida de cada célula y que, en un sentido global, rige el deterioro del envejecimiento.

Cuando observamos a personas centenarias, podemos atribuir que hayan llegado a una edad tan avanzada a varios motivos: son personas alegres, divertidas, delgadas, se alimentan con productos naturales, sanos, no procesados (normalmente ellos mismos cultivan sus vegetales y cuidan sus animales), toman un vaso de vino al día, caminan mucho, y tienen una vida social importante. Son los habitantes de las que se ha dado en llamar zonas azules. Es decir, tienen una vida activa pero relajada, sin estrés, que reduce los tres componentes de la tríada del envejecimiento. Por supuesto, los estudios genéticos de estas poblaciones concluyen que presentan variantes en algunos genes, como el FoxO ya comentado, sirtuína 1, que pueden considerarse variantes protectoras. Pero ninguna de esas variantes va a protegerlos si su calidad de vida y sus hábitos no son saludables. Indudablemente, los genes pueden proporcionarnos un 35 % de capacidad de llegar a mayores con buena salud, pero si no ponemos de nuestra parte, no sirven de nada. Y en cualquier caso, estudios recientes han demostrado que no es oro todo lo que reluce, es decir, que muchos de los supuestos centenarios de esas zonas azules realmente no lo eran, ya que en muchos casos no había registros de su fecha de nacimiento o se habían perdido. Pero, sin duda, esos hábitos de vida comentados son muy saludables para todos y debemos seguirlos.

En este contexto debemos hablar del ejercicio físico y la longevidad. Tras muchos años diciendo que el ejercicio aumenta la longevidad, dos estudios recientes plantean serias dudas al respecto. En efecto, no aumenta la longevidad hacer ejercicio, y el ejercicio físico tampoco reduce la mortalidad. En este sentido, D. Buettner, creador del concepto de zonas azules, lo tiene claro: «La gente que vive más años no hace ejercicio de «salón». ¿Quiere esto decir que el ejercicio no es útil? En absoluto, pues nos ayuda a envejecer con una mejor calidad de vida, aumentando nuestras capacidades cognitivas y físicas, y previniendo enfermedades, por supuesto.

Existen investigaciones muy interesantes sobre cómo rejuvenecer las células. Un investigador japonés, S. Yamanaka, comprobó que la modificación de solamente cuatro genes posibilitaba que una célula vieja pase a un estado juvenil, Yamanaka se plantea si este y otros experimentos podrían revertir el envejecimiento y volvernos jóvenes, a un estado de eterna juventud. Y de aquí a la inmortalidad, solo hay un paso. Algo parecido propone K. Noren en su excelente libro, *Aeternum*, una saga de ciencia ficción que analiza lo que supondría la vida eterna (entre otros aspectos). La realidad es que solo estaría al alcance de unos pocos, aquellos que pudieran pagársela, con lo cual seguiría perdurando la desigualdad social. Pensar, como actualmente hacen ciertos sujetos que auspician la vida eterna para dentro de pocos años es, cuando menos, infantil. Si aún no estamos en disposición de curar muchas enfermedades que nos matan, si todavía necesitamos conocer mucho mejor nuestro ADN y cómo se establece la herencia, cómo se pueden alterar nuestros genes mediante procesos epigenéticos (aquellos que afectan a la activación o inhibición de la expresión de genes), o ahondar en la posibilidad de una herencia derivada no del ADN ni del ARN, sino de la información codificada en determinadas proteínas amiloides, tal como propone un artículo publicado recientemente en *Nature Cell Biology*, sin duda aún queda mucho camino por recorrer hasta alcanzar esa supuesta «inmortalidad».

Pero debo señalar que el envejecimiento, en contra de lo que insisten en afirmar ciertos medios interesados económicamente, no es una enfermedad. Si se llegara a considerar una enfermedad, entonces habría que prescribir medicación y otros tratamientos que engrandecerían económicamente a ciertos sectores codiciosos. Pero no, el envejecimiento no es una enfermedad. Es un proceso fisiológico que permite ir depurando las sociedades vivas de los elementos que ya han conseguido llegar a cierta edad y que deben dejar sitio a las nuevas generaciones. Imaginemos por un momento que los agoreros de la inmortalidad estuvieran en lo cierto. ¿Cómo cabríamos en este planeta si todos fuéramos inmortales?,

¿de dónde sacaríamos recursos para todos? ¿Dejaríamos de tener hijos porque ya no cabríamos? Y así, ¿se detendría la evolución? Ante semejante panorama, ¿nos mataríamos los unos a los otros por esos recursos? Todo ello no es más que un dislate que llevaría a más guerras y destrucción por el control masivo de los recursos. No, en la novela *Aeternum*, la eternidad se consigue porque en la galaxia hay cientos/miles de planetas poblados, y cada vez se colonizan nuevos planetas porque en uno solo no caben. Pero ni colonizando nuevos planetas conseguiríamos vivir eternamente. Por suerte, aquí en la Tierra debemos envejecer con calidad de vida, eso sí, pero llegado el momento toca despedirse y dejar paso a las nuevas generaciones que ocuparán nuestro lugar en su momento.

Además, cabe tener en cuenta un aspecto importante y curioso a la vez. La evolución neodarwiniana, cuyo máximo exponente es F. J. Ayala, se sustenta en un concepto inapelable, y es que, debido a los avances médicos, podemos permitimos vivir más y mejor, reproducirnos a edades que hace un siglo eran impensables, y sacar adelante a nuestros hijos con esas premisas. Gracias a ello conseguimos que la evolución genética se detenga, al menos si no totalmente, sí de manera significativa, y estamos dando lugar a una evolución cultural, aunque como antes dije, la epigenética y las proteínas amiloideas estén ahí para ayudar a la parte genética. La inmortalidad es un negocio, no una realidad científica.

Cambios de la melatonina pineal y de la extrapineal con la edad

En este punto nos toca hablar de la melatonina y el envejecimiento. Por un lado, la melatonina nos acompaña a lo largo de toda nuestra vida. Durante la gestación, el feto que no produce melatonina es recibe esta de la madre a través de la unidad fetoplacentaria, que regula todas las funciones rítmicas del feto y las sincroniza. Tras el nacimiento, el recién nacido no produce melatonina de manera rítmica hasta aproximadamente unos seis meses después, pero recibe la melatonina durante la lactancia natural, de manera que por el día, la melatonina que proporciona la leche materna se encuentra en unas concentraciones muy bajitas, mientras que por la noche, la proporción de melatonina en la leche materna que toma el niño asciende, de modo que el ritmo circadiano de melatonina del bebé depende de la madre, pero permite el mantenimiento de sus funciones rítmicas. Por eso los niños que no tienen lactancia natural son más propensos a sufrir trastornos del ritmo, incluidas las alteraciones del sueño. Después, la melatonina va aumentando y mantiene un ritmo circadiano, durante la pubertad su producción disminuye, y vuelve a elevarse de nuevo hasta la edad de 35-40 años aproximadamente, etapa durante la cual podemos considerar que se inicia el proceso de envejecimiento y ya empezamos a perder melatonina, tanto pineal como extrapineal, del mismo modo que se va reduciendo la producción de muchas otras hormonas en el organismo.

Los estudios realizados en nuestro laboratorio han demostrado que esta reducción de la melatonina con la edad está relacionada con el aumento de estrés oxidativo e inflamación subclínicas que antes habíamos comentado, así como con la pérdida de función mitocondrial que también habíamos señalado anteriormente. Por tanto, la disminución de la melatonina pineal reduce y afecta la sincronización endógena de todos los ritmos circadianos, por eso es frecuente que con la edad empeore nuestra calidad de sueño. Y no es que con la edad durmamos menos porque tenemos menos actividad, eso es una falacia, debemos dormir entre siete y nueve horas diarias desde niños hasta centenarios, y este sueño es fundamental para los mecanismos de reparación celular que actúan por la noche, incluidos los mecanismos de reparación a nivel cerebral. Pero, por otro lado, también hemos visto que con la edad la producción de melatonina extrapineal también disminuye, con lo cual los demás órganos y tejidos, además de la pineal, se van deteriorando.

Y ahora es cuando cabe plantear una cuestión fundamental: la reducción de la melatonina pineal y extrapineal, ¿facilita el envejecimiento?, ¿es causa del envejecimiento?, ¿o es consecuencia de este? Los estudios que llevamos a cabo con distintos modelos de envejecimiento desde ratones con envejecimiento acelerado hasta ratones con envejecimiento normal, ratones envejecidos por mutaciones en los genes reloj, e incluso con modelos de pez cebra, nos proporcionaron indicaciones bastante fidedignas de cómo la melatonina está relacionada con el envejecimiento. Cuando tratamos estos modelos animales con melatonina y vemos cómo van evolucionando a lo largo de los meses de vida, confirmamos que aquellos que han recibido melatonina se mantienen jóvenes durante mucho más tiempo en comparación con los que recibieron placebo; en todos estos casos la administración de melatonina previno el estrés oxidativo y la inflamación subclínicas que antes comentábamos, aumentando a la vez su función mitocondrial y su capacidad de producir ATP. De esta manera, las células estaban mucho más capacitadas para luchar contra todos los mecanismos de los que hemos hablado y que inducían a una pérdida de sus funciones fundamentales, es decir, el envejecimiento, manteniendo por tanto una calidad de vida óptima. No obstante, por mucha melatonina que les demos, al llegar a cierta edad los animales se mueren igualmente.

¿Podemos separar el envejecimiento cerebral del sistémico, es decir el del cerebro del que sufre el resto de los órganos y tejidos? Aunque cada órgano y cada tejido envejece a distinta velocidad, a distinto ritmo, y con distintas consecuencias funcionales, realmente que el cerebro no envejezca, pero el resto del cuerpo sí lo haga, es una mala noticia, y que el cerebro envejezca, pero el resto del cuerpo no, aún es peor. Afortunadamente, nosotros no somos como los tunicados, animales marinos precursores de los vertebrados, cuyas larvas pueden nadar porque disponen de un rudimentario sistema nervioso pero que, cuando llegan a la edad adulta, se fijan al lecho marino y su cerebro desaparece. Aun así, muchas especies de estas características pueden vivir hasta quince años. Suponemos que el ser humano sin cerebro no llegaría a tanto. Por eso debemos considerar que el tejido cerebral y el extracerebral son componentes fundamentales del organismo, globalmente hablando, y que, desde el punto de vista holístico, tienen que funcionar de manera coordinada.

En este sentido, nosotros hemos logrado determinar qué ocurre en todos los tejidos, tanto en el cerebral como en el extracerebral, tras administrar melatonina a los modelos que acabamos de mencionar, y en todos los casos el efecto es similar: se mantiene la homeostasis mitocondrial a lo largo del proceso de envejecimiento, una óptima calidad de vida del organismo global y un óptimo funcionamiento fisiológico de las células de cada tejido. Es más, una vez que los tejidos han envejecido, por ejemplo, en caso de pérdida muscular o sarcopenia por causa de la edad, si administramos melatonina en cuanto esta se hace presente, dicha sarcopenia desaparece, y el músculo esquelético recupera su función como si fuera un músculo esquelético joven.

Durante el envejecimiento cerebral no se pierden tanto las neuronas, la sustancia gris, como las conexiones entre ellas, es decir, la llamada sustancia blanca. Ello se debe a que, en realidad, esta sustancia la forman las fibras nerviosas que conectan unas neuronas con otras, y son como cables que llevan un aislante, que es la mielina y que, al igual que el recubrimiento de los cables eléctricos, evita los cortocircuitos nerviosos (las fibras nerviosas transportan la información mediante señales eléctricas, los llamados potenciales de acción). Esta mielina está formada por moléculas de lípidos que incluyen colesterol y fosfolípidos como los cerebrósidos y la esfingomielina. Todos estos lípidos son altamente sensibles al daño oxidativo que se produce por medio de los radicales libres durante el envejecimiento.

Como decía F. Mora en su libro *¿Se puede retrasar el envejecimiento del cerebro?*, sí se puede, y además de las recetas que propone en su libro, de los estilos de vida, etc., la melatonina, empleada en los modelos animales de envejecimiento antes citados, también recupera la «juventud» del cerebro, evitando la oxidación de la mielina, conservando las conexione neuronales y, por consiguiente, la funcionalidad. Ojalá pudiéramos hacer como la musaraña enana, que con un peso de 3 gramos es capaz de reducir su masa cerebral en un 30 % durante el invierno para ahorrar energía, y regenerarla en primavera. Ciertamente no podemos, aunque hay casos paradigmáticos de reducción de la masa cerebral sin apenas consecuencias funcionales en personas por lo demás aparentemente normales. ¡Ni tampoco podemos disponer de cerebros de recambio, como los ocho cerebros que tiene el pulpo, uno en cada pata! No, solo tenemos un cerebro, y debemos cuidarlo al máximo.

La melatonina, el reloj biológico y los centenarios

Un caso especial que queremos discutir aquí es la relación existente entre el reloj biológico, o mejor dicho, los relojes biológicos, y el envejecimiento. Ya hemos dicho que, si tenemos en cuenta que cada individuo de la especie humana está constituido por unos treinta billones de relojes, además del reloj biológico central, uno en cada célula, somos treinta billones de relojes funcionando las veinticuatro horas del día gracias a la sincronización dependiente de la producción circadiana de melatonina.

Entonces ¿qué pasaría si esos relojes empezaran a funcionar mal? ¿Si uno se adelantase, otro se atrasara, y no respondieran a la señal de la melatonina? Todo eso recibe el nombre de cronodisrupción, que depende de un proceso de desincronización endógena debido a que la señal de melatonina, o no llega bien, o no funciona correctamente, o hay poca melatonina, que es lo que ocurre en el envejecimiento. Debemos suponer que, si cada uno de estos relojes está controlando la función de cada una de las células, la alteración de uno o varios de ellos en uno o varios tejidos producirá un trastorno importante de la función, y posiblemente también de la estructura de ese tejido. Y en consecuencia si durante el envejecimiento se produce una reducción de la producción de melatonina, existirá paralelamente un proceso de cronodisrupción. Esto es exactamente lo que ocurre y cada vez existen más evidencias científicas de que esta cronodisrupción está detrás no solo del envejecimiento sino también de muchas otras patologías asociadas a este, incluidas las enfermedades neurodegenerativas, metabólicas, etc.

Y, efectivamente, usando modelos animales de envejecimiento, hemos podido comprobar cómo se produce esta cronodisrupción durante el envejecimiento en todos los tejidos analizados. Comprobamos que el envejecimiento va en paralelo con una alteración de la expresión rítmica de los genes reloj y, por tanto, de las proteínas que codifican estos genes, que producen alteraciones estructurales y funcionales en diversos órganos y tejidos, como por ejemplo el músculo esquelético, el músculo liso, el corazón, los vasos sanguíneos, el hígado, el riñón, el cerebro, es decir, en todos los órganos y tejidos de nuestro organismo. La cronodisrupción se asocia al envejecimiento, así como a una pérdida de la señal de melatonina tanto pineal como extrapineal.

Por tanto, no es de extrañar que cuando se administra melatonina en esos modelos animales, además de recuperar la estructura en función de todos los tejidos, lo que observamos es que se recupera la expresión rítmica de los genes del reloj y de las proteínas en dichos tejidos, y todo eso se asocia a un funcionamiento dinámico normal de la célula y del órgano en cuestión. Y es más fácil recuperar un reloj biológico roto mediante la administración de melatonina, que es la señal fisiológica que lo pone en marcha, que dar cuerda a dicho reloj, o que intentar arreglar esos relojes mediante distintos tipos de fármacos, que alteran la función en gran medida, porque la mayoría de ellos favorece la cronodisrupción, como veremos más adelante.

Cuando estudiamos a los centenarios, muchas veces se habla de relojes de envejecimiento referidos a los procesos que mantienen el organismo en mejores condiciones, y normalmente se alude a los relojes epigenéticos, es decir, los que vienen determinados por las causas de metilación del ADN que regulan la expresión de determinados genes. Pero nosotros no nos referimos a eso cuando hablamos de relojes biológicos y centenarios; el centenario es aquella persona que, como hemos dicho anteriormente, mantiene una óptima calidad de vida y también un óptimo ritmo sueño-vigilia, es decir, el centenario mantiene en funcionamiento sus relojes biológicos en consonancia con el normal funcionamiento de su fisiología celular y, por tanto, podemos decir que el mantenimiento de sus relojes biológicos evita la cronodisrupción y favorece su calidad de vida. Si buscamos en PubMed, la mayor base de datos científica del mundo, encontraremos más de doce mil artículos sobre genes reloj, y cerca de novecientos artículos sobre genes reloj y envejecimiento, pero muy pocos sobre genes reloj y centenarios. Cuesta creerlo, pero esperamos que en los próximos años este aspecto se corrija, ya que el control de la cronodisrupción es esencial para evitar el envejecimiento patológico.

También es motivo de discusión la historia de las llamadas «zonas azules», un término que se usó por primera vez en 2004, en un artículo de la revista *Experimental Gerontology* sobre centenarios en Cerdeña y de las que hablamos anteriormente. Los autores marcaron en color azul los lugares de mayor longevidad. Actualmente, existen varias zonas azules en el planeta, con características similares, pero ¿qué hay de cierto? Según algunos autores, como S. J. Newman, del Center for Longitudinal Studies de la Universidad College de Londres, los bajos índices de alfabetización y los pocos registros de nacimientos que existen en esas zonas hace que muchos de los habitantes no sepan exactamente qué edad tienen, así que su edad real es casi imposible de saber. Hay muchos otros problemas que aumentan las dudas sobre esa longevidad, como en el caso del Gobierno de Japón, que reveló que había un excedente de 230.000 centenarios que se habían incluido como tales, posiblemente debido a muertes no declaradas. Por tanto, los habitantes de las zonas azules quizá no sean tan longevos como se pretendía en un principio. Con todo, lo que llama la atención es el tipo de vida, alimentación, y relaciones sociales, muy similares, derivada de una vida fuera de las grandes ciudades: son gente que se alimenta de lo que cultiva, que toma su vaso de vino diario y hace bastante ejercicio tanto por las tareas del campo/ganado como por su propia vida diaria.

Es decir, buena y sana alimentación, ejercicio moderado y vida social son los tres pilares principales para alcanzar una mayor y más sana longevidad.

SEGUNDA PARTE

6

Indicaciones y contraindicaciones

Indicaciones generales del uso de la melatonina

Debido a todas las propiedades que se han identificado a lo largo de los capítulos precedentes, podemos concluir que las indicaciones de la melatonina se pueden agrupar en dos grandes conjuntos: *a*) estados de cronodisrupción, y *b*) estados de estrés oxidativo y/o inflamatorio y/o daño mitocondrial.

Los estados de cronodisrupción son todos aquellos que presentan una alteración del sistema circadiano. Normalmente nos referimos casi siempre a alteraciones del sueño, ya que son las más llamativas. Pero hay muchas otras situaciones, como los trastornos del ritmo de los neurotransmisores cerebrales, que nos causan trastornos cognitivos significativos, incluida la alteración de los estados de ánimo, depresión, falta de concentración, de atención, etc., que muchas veces no achacamos a una alteración del ritmo, e incurrimos en la mala praxis de tomar medicamentos de todo tipo. Así, mientras que para el sueño nos recetan hipnóticos, como benzodiazepinas de distinto tipo, a veces ansiolíticos, incluso algún tipo de antidepresivos, apenas se recure a la melatonina, el primer medicamento de elección ante un trastorno del sueño según un consenso internacional de la British Association for Psychopharmacology,[4] o a la recomendación general, y específicamente por parte de la American Geriatrics Society, de evitar el uso de dichos hipnóticos, que tantos efectos secundarios provoca sin que en muchas ocasiones ni siquiera mejoren el sueño. También existe un medicamento de reciente implantación, un antagonista de los receptores de orexina tipo 1 y 2, que evita su activación para frenar el despertar.

Para el segundo conjunto de trastornos, se debe usar la melatonina en dosis mayores que para el trastorno del sueño, ya que en este caso la melatonina actúa sobre sus receptores de membrana MT1 y MT2, que tienen una afinidad pico-nanomolar, mientras que para los de este grupo, la melatonina tiene que entrar en la célula, y ya hemos visto que en estas situaciones se requieren dosis más elevadas. Las dosis dependerán del grado de estrés oxidativo, inflamatorio, y/o daño mitocondrial, y se precisará un estudio previo, a fin de saber cuál es la situación. Es importante tener presente que el uso de antioxidantes en dosis altas no es beneficioso, ya que al reaccionar con los radicales libres, aquellos se transforman a su vez en radicales que dañan las macromoléculas, y en la actualidad ya existen muchos metaanálisis que señalan el efecto perjudicial de estos antioxidantes para la salud humana, que incluye un aumento del riesgo de cáncer y patologías neurodegenerativas.

Contraindicaciones generales del uso de la melatonina

Aunque hemos dicho que la melatonina es un medicamento muy seguro, hay que tener en cuenta ciertos aspectos que limitan su uso.

En primer lugar, si la persona produce suficiente melatonina endógena, no sería necesaria su administración, aunque para ello habría que medir previamente los niveles, y si la metaboliza en exceso, en cuyo caso sí sería recomendable. En segundo lugar, verificar si el paciente toma algún medicamento que pudiera interactuar negativamente con la melatonina (lo analizaremos en detalle más adelante). En tercer lugar, en el caso de las mujeres embarazadas, las cuales, a menos que sea estrictamente necesario, no deben tomar ningún medicamento (también lo analizaremos con más detalle). En cuarto lugar, y como regla general, el médico debe examinar al paciente y decidir si es susceptible o no de tomar melatonina, habida cuenta de que es un medicamento sujeto a prescripción médica.

Efectos secundarios típicos tras su administración

Este es un aspecto interesante. Mientras que en los prospectos de cualquier medicamento aparece una lista interminable de efectos secundarios, también la hay en las recomendaciones de la EMA (European Medicines Agency) y la AEMPS (Agencia Española de Medicamentos y Productos Sanitarios) con respecto a la melatonina. No quiere decir que la melatonina vaya a producir dichos efectos; la lista se elabora basándose en los estudios clínicos que han referido en algún caso un efecto de ese tipo, y eso tampoco quiere decir que sea debido directamente a la melatonina, pues podría haber sucedido de todas maneras, aunque el paciente no hubiera tomado melatonina; es un sistema de protección y prevención.

¿Cuáles son los efectos secundarios más habituales? En primer lugar, uno muy interesante. Algunos pacientes refieren que, cuando toman melatonina, sueñan más y sus sueños son muy vívidos. No es que sueñen más, pues los sueños o ensoñaciones, que se producen en las fases REM del sueño, son los mismos con y sin melatonina. Pero la melatonina induce un sueño más profundo, de más calidad, lo que hace que la duración total del sueño se pueda reducir 10-15 minutos. Al haber más periodos de sueño REM en la segunda parte del sueño, es más probable que nos despertemos dentro de un sueño REM, y eso nos haga sentir que los sueños son más vívidos. Bueno, si los sueños son agradables, perfecto, pero si son desagradables pueden producir cierta sensación de desasosiego que, no obstante, suele desaparecer a lo largo del primer mes de tratamiento.

Un efecto secundario también poco habitual, pero que aparece en algún caso, es que, tras tomar melatonina oral, algunos pacientes padecen diarreas muy abundantes, hasta el punto de tener que abandonar el tratamiento. Aunque no se conoce la causa de este efecto, que como ya he dicho es muy esporádico, posiblemente tenga cierta relación con un estado de disbiosis intestinal previo. Otros efectos que pueden aparecer, mucho menos frecuentes todavía, son las náuseas y el dolor abdominal, que suelen desaparecer con el tratamiento.

En casos, asimismo, muy poco frecuentes, algunos pacientes refieren cefaleas tras la administración de melatonina, un efecto cuya causa también se desconoce. Este efecto es muy extraño, si tenemos en cuenta que la melatonina es un tratamiento ideal para las migrañas en racimo, que responden muy bien y rápidamente.

Toxicidad de la melatonina

Mucho se ha hablado de los efectos secundarios que puede provocar la administración de melatonina, sobre todo a largo plazo. Y, claro, si uno busca en internet «toxicidad de la melatonina» puede encontrarse absolutamente de todo, pero no existe ninguna prueba verídica que respalde esas informaciones. Se ha especulado con que algún hipotético mecanismo de toxicidad de la melatonina podría causar una disminución de las hormonas sexuales masculinas y femeninas, ya que puede afectar al eje hipotálamo hipofisario ovárico y testicular (más adelante veremos las falacias que contiene esta afirmación), y también que puede tener efectos pro-inflamatorios e incluso pro-oxidantes. Ninguna de esas afirmaciones referentes al uso de melatonina, sea cual sea la dosis, y a largo plazo, es cierta. Incluso se ha llegado a firmar que la melatonina podría provocar crisis epilépticas. Todo eso es falso. En el capítulo sobre casos clínicos también hablaremos del efecto antiepiléptico de la melatonina. Podemos afirmar que la melatonina es totalmente segura, y que sus efectos secundarios se reducen a los que se han comentado en el anterior apartado, y a los que comentaremos un poco más adelante en relación con su metabolismo hepático.

Lo que está claro es que de vez en cuando surgen noticias que llenan las portadas de ciertos periódicos, y algunas televisiones informan de que se ha descubierto una nueva toxicidad provocada por la melatonina. Desde nuestra experiencia con el uso de melatonina en el tratamiento de más de 1.300 pacientes a lo largo de los años puedo decir que no se ha encontrado ningún efecto secundario digno de mención. La aparición de un solo caso de daño hepático que se produjo, tal como describiré más adelante en el apartado de melatonina e hígado, no se debió a la melatonina sino a otro medicamento concomitante.

La melatonina y los hipnóticos; tolerancia y adicción

La relación de la melatonina con los hipnóticos es de amor y odio. Vamos a explicarlo. La melatonina es un hipnótico y un cronobiótico, ya lo hemos comentado antes. Ello se debe a que actúa sobre el receptor GABAA activándolo, como las benzodiazepinas o los barbitúricos, incluso el mismo alcohol. Su activación causa inhibición del sistema nervioso, de ahí alguna de sus propiedades hipnóticas/sedantes para el sueño. No obstante, este efecto de la melatonina es mucho más suave que el de las benzodiazepinas. Y, además, la vida media de la melatonina en sangre es de unos 30 minutos, es decir, cada 30 minutos su concentración se reduce a la mitad, por lo que su acumulación en el organismo es mínima. Por eso, entre otros factores, la melatonina no causa los efectos secundarios de aquellas, incluidos la tolerancia y la adicción. Además, la melatonina inhibe el receptor NMDA del glutamato, un neurotransmisor excitador sobre el que no actúan las benzodiazepinas, facilitando el estado de reposo. Este efecto doble, modulador, de los receptores GABAA y NMDA, es fundamental para las funciones de la melatonina, que favorecen la inhibición del sistema nervioso por la noche y lo activan durante el día. Y precisamente por este efecto modulador, la melatonina se utiliza frecuentemente en la deshabituación de los hipnóticos y otros fármacos que causan esos efectos farmacológicos tan indeseables, tolerancia y adicción, que dificultan la finalización del tratamiento. En el SNC, estos efectos duales, inhibidor de la excitación y estimulador de la inhibición, dependen de la capacidad de la melatonina para regular los ritmos circadianos de los receptores de los neurotransmisores GABAA y NMDA, al tiempo que regula en paralelo el ritmo de los receptores de benzodiazepinas en el propio receptor GABAA.

¿Por qué la melatonina puede producir insomnio?

Si la melatonina es responsable del control del ritmo del sueño, ¿por qué algunas personas refieren que al tomarla empeora su sueño, ya de por sí malo? Este es un efecto paradójico que tiene una explicación muy clara, y está relacionado con los cronotipos y su alteración.

Ya sabemos que la melatonina se empieza a producir por la tarde, en lo que hemos llamado DLMO, para ir aumentando paulatinamente hasta que unas cuatro horas más tarde, cuando alcanza unos niveles suficientes para inducir somnolencia; es el momento de acostarse, ya que, si dejamos pasar este momento, nos costará más trabajo dormirnos porque el efecto desaparece. La melatonina sigue subiendo, alcanza un máximo por la noche, y presenta un pico máximo entre las 2 y las 4 de la madrugada. A partir de ese momento empieza a disminuir de nuevo, para llegar hacia las 7-8 de la mañana a unos niveles bajos, similares a los que registrará a lo largo del día hasta la siguiente fase de DLMO.

El trastorno del sueño puede ocurrir porque se produce poca melatonina, en cuyo caso, si se administra, puede reconducir la situación. Pero puede ocurrir que el paciente tenga unos niveles normales de melatonina, pero su pico nocturno esté desviado, y aparezca a las 6-9 de la mañana, o a las 8-10 de la noche. Es lo que llamamos retraso o adelanto de fase, respectivamente. Las causas son múltiples, pero las más frecuentes son las que se derivan de un viaje transoceánico que ha afectado al reloj biológico y que, al regresar a casa, no se resincroniza de nuevo. O puede deberse al uso de ciertos medicamentos, incluidos los hipnóticos, que alteran profundamente nuestro reloj central. Sea cual sea la causa, si tomamos melatonina, supongamos que media hora antes de acostarnos, teniendo en cuenta que tras la ingesta la melatonina alcanza un máximo a las 3-4 horas en sangre, si nos acostamos a las 10 de la noche y tomamos la melatonina a las 9.30, tendríamos un pico de melatonina a la 1-2 de la noche. Pero si el pico endógeno está retrasado, a las 6 de la mañana o adelantado, a las 22 horas, resulta que por la noche tendríamos el pico endógeno y el pico producido por la melatonina que hemos tomado, separados varias horas entre sí. Ya que el pico nocturno de melatonina es la principal señal cronobiótica para sincronizar todos los demás ritmos circadianos, incluyendo la resincronización del reloj central, la doble señal de melatonina que aparece por la noche en esas circunstancias hace inefectiva dicha señal, alterando los ritmos que depende de esta, incluido el del sueño, por supuesto. Con lo cual tendremos más insomnio en vez de mejorar nuestro sueño.

Pero aún podemos encontrarnos con otro problema. Ya sabemos que la población se divide en cronotipos, intermedio, matutino y vespertino. Podemos imaginarnos a una persona con un cronotipo intermedio, cuya hora ideal para acostarse sea entre las 22-24 horas, y para levantarse, entre las 6-8 horas, con una duración del sueño ideal, de entre 7-9 horas. Insistimos de nuevo en que la duración ideal del sueño, para un descanso adecuado y que nuestro cerebro pueda «limpiarse» es de entre 7-9 horas, tanto si tenemos 20 años como si tenemos 100. Pero sigamos con lo nuestro: este sujeto de cronotipo intermedio, en teoría alcanzaría el pico nocturno de melatonina entre las 2-4 de la madrugada. Si es un cronotipo matutino, se acuesta antes, por ejemplo, entre las 8-10 de la noche, para levantarse hacia las 4-6 de la mañana, y si es vespertino y se acuesta entre las 2-4 horas, idealmente se levantaría entre las 12-14 del mediodía. El matutino debe tener su pico nocturno de melatonina hacia las 24-1 de la noche, y el vespertino hacia las 6-8 de la mañana. Pero si cada uno de ellos tiene un trastorno de fase, al tomar melatonina media hora antes de acostarse pueden encontrarse con el mismo problema de antes. Es decir, para una adecuada pauta de administración de melatonina es obligatorio conocer el cronotipo de cada caso, y medir su ritmo circadiano de melatonina, ya que el pico de melatonina por la noche debe coincidir aproximadamente con las horas que se han indicado. Si hay retraso o adelanto de fase, no debemos administrar melatonina 30 minutos antes de acostarse, como comúnmente se indica, ya que estaremos provocando un problema de cronodisrupción mayor que el que queremos arreglar.

Pero ¿por qué tenemos que administrar la melatonina 30 minutos antes de acostarnos? Este es otro punto común que tanto abunda en el tema de la melatonina, y que perdura a lo largo de los años. Más adelante, en el capítulo 7, veremos cómo y cuándo debemos administrar la melatonina, tanto en situaciones de simple déficit de melatonina, como cuando hay retrasos y adelantos de fase.

Y, por último, siempre digo que hay que mirar la calidad de la melatonina, los excipientes, y de dónde viene. También lo veremos en el capítulo 7.

La melatonina no produce trastornos neurológicos

Cuando navegamos por internet a través de un buscador y analizamos los efectos secundarios de la melatonina, de nuevo nos encontramos con datos falsos, entre otros que puede producir procesos neurodegenerativos, convulsiones, etc. ¡Todo ello está muy lejos de la realidad!

Por una parte, ya vimos las propiedades neuroprotectoras de la melatonina en casos de párkinson y alzhéimer, entre otras patologías, lo cual hace que resulte difícil compaginar estos efectos con los antagónicos. Por otro lado, los efectos de la melatonina sobre los receptores GABAA y NMDA antes comentados nos dan una idea de sus propiedades no solo sedantes, sino también anticonvulsivantes. En este sentido, ya hace años que se está empleando la melatonina como anticonvulsivante. Por un lado, llevamos a cabo numerosos estudios en modelos animales de epilepsia y analizamos los efectos de la administración de melatonina en ellos. Los resultados demostraron que la melatonina frenaba la actividad glutamatérgica, al tiempo que estimulaba la gabaérgica, siendo ambos efectos claramente anticonvulsivantes. Por otro lado, también demostramos que la melatonina producía hiperpolarización de la membrana neuronal, un efecto relacionado con la reducción de la excitabilidad y que, por tanto, contribuía en su efecto anticonvulsivante. Un efecto típico de la melatonina es su capacidad de neutralizar la excitotoxicidad. Esta se produce debido a que la activación de los receptores glutamatérgicos NMDA induce la producción de óxido nítrico (NO), un gas que tiene ciertas virtudes, como veremos más adelante, por sus propiedades vasodilatadoras, pero que en concentraciones elevadas como es el caso, provoca efectos dispares: por un lado, reacciona con radicales de superóxido formando peroxinitritos, altamente tóxicos para la célula y la mitocondria principalmente, y dañándola de forma irreversible. Por otro lado, se propaga rápidamente a otras neuronas vecinas, produciendo el mismo efecto tóxico. Y en tercer lugar, es capaz de liberar retrógradamente más glutamato, que potencia este mecanismo de excitotoxicidad y con ello genera un círculo vicioso de muerte neuronal. La melatonina frena el glutamato, inhibe los receptores NMDA y elimina los radicales peroxinitritos, cortando así este círculo y protegiendo las neuronas. Además, la melatonina induce la neurogénesis, es decidir, la formación de nuevas neuronas cuando estas se mueren por procesos de daño neuronal. Todo ello garantiza las propiedades neuroprotectoras de la melatonina.

Con todos esos datos preliminares, junto con la ausencia de efectos secundarios, se presentó un caso clínico de una niña con epilepsia mioclónica, resistente a cualquier tratamiento, que analizaremos más adelante.

La melatonina y el sistema cardiovascular

La melatonina se ha relacionado con efectos que inducen a una disminución de la tensión arterial, mientras que otros sostienen que la aumentan. De ahí que debamos ofrecer una explicación sobre estos efectos paradójicos.

Uno de los efectos conocidos de la melatonina es la inhibición de la producción de óxido nítrico (NO), como acabamos de ver. El NO se produce por medio de unas enzimas, las óxido nítrico sintasas (NOS), de las que conocemos tres versiones: la neuronal (nNOS o NOS1), llamada así por ser la primera descubierta en el sistema nervioso; la inducible (iNOS o NOS2), la segunda descubierta, y la endotelial (eNOS o NOS3), la tercera, localizada inicialmente en el endotelio vascular. Ahora sabemos que todas las isoformas se encuentran en la mayoría de los tejidos. Mientras que la nNOS y la eNOS son constitutivas, es decir, se expresan como tales, la iNOS no existe normalmente y aparece cuando se induce (de ahí el nombre) por procesos de tipo inflamatorio. Todas producen NO; la endotelial produce NO, ya que es el mediador de la vasodilatación arterial, y en estados de hipertensión puede ocurrir que se produzca poco NO. Sin embargo, aunque la melatonina reduce la producción de NO, esto ocurre principalmente cuando se produce en exceso, lo cual tiene lugar cuando se induce la iNOS por un proceso inflamatorio, tanto agudo como crónico. En el capítulo 7 veremos qué sucede en la sepsis con el NO y la melatonina. Pero en condiciones normales, la melatonina no inhibe la eNOS lo suficiente para reducir el NO y producir vasoconstricción, y de ahí el aumento de la presión arterial. La melatonina puede inhibir la eNOS cuando esta se induce (en efecto, la eNOS también puede inducirse en ciertas condiciones), y de esta manera frena su actividad e impide que produzca un exceso de NO que daría lugar a una vasodilatación importante, y a la consiguiente caída de la presión arterial. El hecho de que los receptores de melatonina MT1 y MT2 se encuentren en los vasos sanguíneos, permitió analizar si su activación podría afectar a la presión arterial. Se ha sugerido que la activación de MT1 produce vasoconstricción y, por tanto, un aumento de la PA, mientras que la activación de MT2 produciría vasodilatación, por activación de una fosofodiesterasa 5, una enzima que resultará más familiar —es la diana de los fármacos usados para mejorar la erección, como el sidenafilo (viagra) o el tadalafilo (cialis)— por facilitar la producción de

NO. Pero en esos casos tampoco se demostró que la melatonina modificase significativamente la presión arterial (ni tampoco la erección).

Otra situación causante de elevada presión arterial se da cuando existe una alteración de la producción de otras hormonas como la aldosterona y su mecanismo de regulación, la renina, que acaba produciendo angiotensina, un potente vasoconstrictor. Los diuréticos y antagonistas de la angiotensina, que se usan en algunos casos para controlar la hipertensión, van dirigidos hacia este sistema. Pero aquí la melatonina tampoco tiene un efecto significativo, y basándonos en nuestra experiencia clínica de muchos años, nunca hemos apreciado cambios en la presión arterial al aplicar tratamientos crónicos con melatonina.

Pero hay una situación que pude cambiar esta historia. Me refiero al glucocálix, que podríamos definir como una capa de hidratos de carbono (azúcares) unidos a proteínas que recubre el endotelio (la capa interna de los vasos sanguíneos) y lo protege del roce de los componentes de la sangre, incluidas las células sanguíneas, y de los factores agresivos que puedan dañar al endotelio. ¿Por qué este es tan importante? Porque es el principal regulador de los mecanismos dinámicos de los vasos sanguíneos, y el daño al glucocálix va acompañado de una alteración de estos mecanismos de regulación, promoviendo una vasodilatación generalizada con caída importante de la presión arterial, se conoce como shock hipovolémico, y es lo suficientemente crítico como para dar lugar a un fallo multiorgánico al no recibir los órganos sangre y oxígeno suficientes, con posibilidad de muerte. Hoy sabemos, porque lo hemos comprobado en nuestro laboratorio, que la melatonina protege al glucocálix del daño producido en situaciones como, por ejemplo, la sepsis, favoreciendo el control de la presión arterial y evitando dicho estado hipovolémico. Lo analizaremos con más detalle en el capítulo 7, pero estos resultados no indican que la melatonina regule la presión arterial, solo que es consecuencia del efecto protector de la melatonina sobre el endotelio vascular.

La alteración del glucocálix, que tiene múltiples causas, incluidas la HTA, la diabetes, el síndrome metabólico, las infecciones, etc., afecta a todos los vasos sanguíneos y, por tanto, también al corazón. La melatonina mejorará la estructura del glucocálix, favoreciendo con ello una adecuada irrigación sanguínea del corazón. Si observamos los trabajos científicos relacionados con la disfunción cardiaca y la melatonina, encontraremos que en todos los casos la melatonina siempre ejerce un efecto beneficioso en mayor o menor grado sobre la alteración del corazón. Nosotros hemos visto que la disfunción cardiaca que se produce durante la sepsis, por ejemplo, se revierte por completo cuando se trata con melatonina. Asimismo, en un corazón que ya está funcionando mal a consecuencia del envejecimiento, el tratamiento con melatonina es capaz de recuperar su capacidad funcional. También durante la isquemia cardiaca que se puede producir, por ejemplo, tras un infarto, la administración de melatonina ha reducido significativamente la zona infartada del miocardio, permitiendo una mejor recuperación de la función cardiaca. También se ha utilizado la melatonina mediante infusión durante la cirugía cardiaca con pacientes, lo cual ha permitido una más rápida y mejor recuperación de la cirugía. Estos efectos beneficiosos también se han demostrado cuando se administra la melatonina tras la cirugía de pacientes bajo bypass arterial coronario. En efecto, la melatonina reduce el exceso de la inflamación en estos pacientes y mejora la función cardiaca en su totalidad tras esta cirugía. Así pues, en general vemos que la melatonina mejora la función cardiaca, que puede estar afectada por múltiples causas y por dos efectos fundamentales: uno, regenerando la estructura del glucocálix y la elasticidad arteriolar, y, en consecuencia, el flujo sanguíneo que irriga el corazón; y dos, reduciendo el estrés oxidativo e inflamatorio presente en diversas patologías cardiacas, que hemos comentado más arriba.

La melatonina y las patologías autoinmunes

Las enfermedades autoinmunes (y las autoinflamatorias, no confundirlas) son un tipo de patologías en las que existe una alteración de la respuesta del sistema inmunitario. En las autoinmunes, el propio sistema inmunitario ataca a las células sanas de un tejido u órgano, un error derivado de la alteración del mecanismo de identificación de las propias células. Hay más de ochenta tipos de enfermedades autoinmunes, quizá las más conocidas son la que afectan al tiroides, la tiroiditis de Hashimoto, que da lugar a un déficit de hormonas tiroideas; la enfermedad de Graves que, al contrario, lleva a producir un exceso de hormonas tiroideas; la que afecta a las glándulas suprarrenales (enfermedad de Addison); la enfermedad de Crohn; la esclerosis múltiple; la miastenia gravis, la celiaquía, etc. De algunas de ellas hablaremos en el capítulo 8.

Todo este ataque de la inmunidad a los órganos y tejidos causa un proceso inflamatorio local que previsiblemente favorece dicho ataque, aumentando la gravedad de este con el tiempo. Que la melatonina tiene propiedades antiinflamatorias es un hecho conocido desde nuestros trabajos pioneros en este campo, analizados en el capítulo 3. Por tanto, la melatonina podría reducir las consecuencias del ataque de nuestro sistema inmunitario al reducir la inflamación local.

Hay otra historia en esta área que incumbe a la conexión entre la inflamación y la disfunción mitocondrial. Las patologías inflamatorias, tanto agudas como crónicas, van acompañadas de un exceso de producción de radicales libres, RLO y RLN, que pueden dañar a una gran variedad de macromoléculas, incluidas las mitocondriales. Como consecuencia, la mitocondria genera más RLO/RLN, incapacitando en mayor medida la función mitocondrial, reduciendo la generación de ATP y provocando con ello la disfunción celular y muerte.

Hoy sabemos, y así lo hemos publicado, que las mutaciones en el ADN mitocondrial (mtADN), causadas por dichos radicales, ocasionan enfermedades crónicas. Enfermedades inflamatorias, como las neuromusculares y las neurodegenerativas, enfermedades metabólicas y otras enfermedades inflamatorias son ejemplos de ello. Los recientes hallazgos sobre la relación directa entre los RLO y el mtADN para activar ciertas respuestas inmunitarias permiten considerar a las mitocondrias como dianas para nuevas terapias relacionadas con el tratamiento de enfermedades inflamatorias agudas y crónicas, incluidas las autoinflamatorias.

Esto es así porque, cuando existe una disfunción mitocondrial, se liberan al citosol moléculas como RLO, mtADN, y ATP, que activan una de las dos patas de la respuesta inmunitaria innata, la del inflamasoma NLRP3. Su activación conlleva la puesta en marcha de otros mecanismos que culminan en una respuesta inmunitaria exagerada, con activación de citoquinas proinflamatorias como la interleuquina 1, que no solamente mantiene la activación inmunitaria y la posibilidad de un efecto autoinmunitario, sino que también está involucrada en las patologías autoinflamatorias.

Las enfermedades autoinflamatorias se manifiestan en forma de episodios recurrentes de inflamación, fiebre, dolores articulares y dolor abdominal, entre otros síntomas. Aunque no está claro, la interleuquina 1β (IL-1β) está relacionada con ellas y, de hecho, el único tratamiento actual es un antagonista de dicha interleuquina, aunque sin demasiada eficacia terapéutica.

¿Qué tiene que decir aquí la melatonina? Como ya hemos afirmado y demostrado la melatonina, por su capacidad antiinflamatoria, reduce la activación de la inmunidad innata frenando sus dos vías, la del NFκB y la del inflamasoma NLRP. Por tanto, es de esperar que la melatonina aporte beneficios en el tratamiento de estos dos tipos de patologías, ya que por un lado frena la activación derivada del NFκB, que incluye una reducción de las citoquinas proinflamatorias —específicamente de la IL-1β—, y por otro, frena la activación del inflamasoma NLRP3 al contrarrestar el daño mitocondrial y la salida citosol de las señales que lo activaban, reduciendo asimismo la propia IL-1β.[6]

En efecto, la melatonina es un potente antiinflamatorio, y reduce la inflamación en ciertas patologías inflamatorias de los dos tipos aquí referidas, pero no en todos los casos, lo cual habla a favor de otros mecanismos, además de los propiamente derivados de la inmunidad innata, que están presentes en al menos algunas de esas patologías.

Lo que sí está claro es que la melatonina ni potencia las enfermedades autoinmunes ni agrava las enfermedades autoinflamatorias. En algún momento se habló de que la melatonina aumentaba los niveles de ciertas citoquinas proinflamatorias a nivel local, como en el caso de la artritis reumatoide, y eso hacía que la melatonina estuviera contraindicada para esa clase de patologías. Pero no es así, el sistema inmunitario sigue un ritmo circadiano, al igual que todos los sistemas del organismo, y tras la administración de melatonina, lo que esta hacía era reestablecer el ritmo de dicho sistema, que se había visto alterado por el proceso autoinmune, de ahí que, si se miden las citoquinas, estas aumentan aparentemente, pero hay que medir el ritmo circadiano para entender cuál es el efecto real de la melatonina. De hecho, en esta patología, la melatonina mejora significativamente la clínica del proceso autoinmune, como en otros similares.

La melatonina y la microbiota intestinal

En Endocrinología, estamos acostumbrados a hablar de ejes: el eje hipotálamo-hipofisario tiroideo, que regula las hormonas que produce el tiroides; el eje hipotálamo-hipofisario suprarrenal, que regula las hormonas que produce la suprarrenal, como los corticoides, la aldosterona o incluso los esteroides sexuales; el eje hipotálamo-hipofisario-ovárico y el eje hipotálamo-hipofisario-testicular, que regula tanto la función como la producción de hormonas sexuales en estos órganos, y otros más. Pero desde hace unos años empiezan a conocerse mejor otros ejes que relacionan el cerebro con distintos aspectos de la función periférica: estamos hablando del eje cerebro-músculo esquelético, del cual hablaremos más adelante, y del eje cerebro-gastrointestinal.

El eje cerebro-gastrointestinal está constituido por una serie de señales que viajan en ambos sentidos del tracto digestivo hacia el cerebro y del cerebro hacia el tracto digestivo, y se produce por tres vías principales: la vía nerviosa, fundamentalmente a través del nervio vago; la vía humoral, a través de determinadas hormonas que se producen en el tracto gastrointestinal; y la vía inmunológica. Todas ellas informan al cerebro de múltiples aspectos de la función del tubo digestivo. Antes que nada debemos decir que el tubo digestivo no es, como se ha sostenido durante tanto tiempo, un mero tubo a través del cual se ingieren los alimentos, que pasan al estómago, de ahí al intestino delgado, donde se produce la absorción y digestión de los nutrientes, y de este al intestino grueso, mientras que todo aquello que no se absorbe se elimina mediante las heces. Hoy en día ya no es así, pues el tubo digestivo se considera un órgano neuroendocrino fundamental que tiene su propio cerebro, es decir, su conjunto de neuronas que regulan sus funciones de manera autónoma, aunque a su vez está modulado por el sistema nervioso autónomo simpático y parasimpático a través de una serie de señales que provienen del cerebro. No vamos a hablar aquí de todas las hormonas y moléculas señalizadoras que produce el tracto gastrointestinal; nos limitaremos a decir que algunas de ellas viajan a través de la sangre hacia el cerebro, y en determinados centros del hipotálamo le indican si ya hemos comido lo suficiente para dar lugar a señales de saciedad que nos induzcan a dejar de comer; o, por el contrario, cuando el estómago está vacío, una serie de señales llegan al cerebro y también en ciertas estructuras del hipotálamo le dicen que tenemos hambre, y que debemos comer. Dejaremos estos mecanismos para otro momento, porque aquí lo que nos interesa es ver qué relación existe entre la melatonina y el eje cerebro-gastrointestinal

Un aspecto importante del eje cerebro-gastrointestinal está constituido por la llamada flora intestinal o microbiota intestinal, es decir, el conjunto de microorganismos, fundamentalmente bacterias, pero también hongos y virus, que mantienen un equilibrio simbiótico entre sus funciones y requerimientos, y las funciones y requerimientos del organismo, incluido el tracto digestivo, por supuesto. Esta microbiota intestinal es un componente crítico del eje cerebro-gastrointestinal, y ejerce un efecto significativo sobre las hormonas que produce el intestino para los procesos de neurotransmisión local a nivel del cerebro intestinal, facilitando la comunicación bidireccional mediante determinados metabolitos y neurotransmisores como la dopamina, el GABA y serotonina, entre otras. La microbiota también influye en la producción de una serie de péptidos, incluidos la ghrelina, la colecistoquinina, los péptidos similares al glucagón (GLP-1 y 2), la neurotensina y, por supuesto, la melatonina, y participan en determinadas funciones de la melatonina. Cada uno participa, asimismo, en determinadas funciones del eje cerebro-gastrointestinal, que incluyen, además de la señalización antes comentada, el metabolismo de lípidos e hidratos de carbono, y en la secreción de hormonas fundamentales como la insulina y el glucagón, que influyen a su vez también en procesos de inflamación intestinal y procesos cognitivos, tales como el aprendizaje, la memoria, los estados de ánimo, la ansiedad, la depresión, etc. De hecho, la interacción entre la microbiota intestinal y todas esas moléculas señalizadoras y hormonas es fundamental para el mantenimiento de la homeostasis de todo el organismo, no solo de la homeostasis intestinal. Por eso la disbiosis intestinal, es decir, la alteración de ese equilibrio de los componentes de la microbiota o flora intestinal está relacionada con desviaciones patológicas tales como alteraciones de la respuesta al estrés, depresión, ansiedad y, por supuesto, manifestaciones gastrointestinales.

Desde el punto de vista mecanístico, las vías neurales (vago), endocrinas (cortisol), inmunitarias (citoquinas) y metabólicas (ácidos grasos de cadena corta, metabolitos del triptófano), convergen para regular las respuestas al estrés y al estado de ánimo. Pero a todas ellas cabe añadir un componente fundamental para coordinar todas las respuestas: el sistema circadiano. Tanto los ejes endocrinos como la microbiota intestinal muestran oscilaciones diarias que sincronizan el metabolismo, la actividad inmunitaria y la señalización neural. La alteración de esos ritmos debidos a, por ejemplo, el insomnio, el jet-lag social, las alteraciones del ritmo del sueño por no seguir nuestro cronotipo genético, etc., perturba la diversidad de nuestra microbiota, altera los ritmos del metabolismo, y desestabiliza la regulación del eje hipofisario-suprarrenal, aumentando la neuroinflamación, y por consiguiente, amplificando la susceptibilidad a padecer alteraciones psiquiátricas. Hoy en día, basándonos en las evidencias disponibles, ya podemos dar por sentado que la ansiedad y la depresión son manifestaciones sistémicas como consecuencia de la desregulación de varias señales neurales, inmunitarias, metabólicas, endocrinas y sus ritmos circadianos, que involucran al eje cerebro-gastrointestinal, más que patologías derivadas solamente de un trastorno cerebral único.

Como ya sabemos, la melatonina extrapineal se produce en múltiples órganos y tejidos, incluido el tracto digestivo. De hecho, las fluctuaciones de la melatonina dentro del intestino se han relacionado con la ingesta de alimentos, ya que muchos alimentos, sobre todo vegetales, contienen melatonina. La microbiota intestinal también produce melatonina, y se han identificado determinadas bacterias y hongos con capacidad de producir grandes cantidades de esta hormona. No obstante, parte de la melatonina que se localiza en la microbiota del intestino también puede provenir de la melatonina que se deriva de la recirculación enterohepática. La melatonina aumenta la actividad de la bacteria intestinal *Klebsiella aerogenes* (enterobacteria), aumenta el tamaño de su colonia y sincroniza sus ritmos circadianos y sus relojes biológicos. La melatonina induce la expresión de aproximadamente ochenta genes en estas bacterias, que están relacionados con ciertos procesos, entre ellos el transporte de hidratos de carbono, metabolitos de respuesta al estrés y transporte de metales. Por otro lado, la melatonina inhibe el tamaño de las colonias de otras bacterias como *Acinetobacter baumannii, Mycobacterium tuberculosis, Mycobacterium bovis, Pseudomonas aeruginosa, Staphylococus aureus*, y *Xanthomonas oryzae*. Asimismo, la melatonina reduce la expresión del RNA mensajero de estas bacterias, disminuye la división celular y la producción de toxinas, e inhibe su metabolismo. Es decir, la melatonina favorece el crecimiento de las bacterias «buenas» e inhibe el crecimiento de aquellas bacterias que pueden dar lugar a procesos patológicos.

Hay ciertas enfermedades neurodegenerativas como el párkinson y el alzhéimer que ya hemos visto anteriormente, cuyo mayor porcentaje de casos es de causa desconocida. Entre otras opciones se baraja la posibilidad de que la causa dependa, al menos en parte, de la desestabilización de la microbiota, y, por consiguiente, de la alteración de las señales entre el cerebro y el intestino. Así, por ejemplo, la disbiosis intestinal, que aumenta la permeabilidad intestinal, puede favorecer la entrada de microorganismos y toxinas que están en el intestino al torrente circulatorio, dando lugar al aumento de citoquinas proinflamatorias circulantes. Estos procesos afectan a la función mitocondrial y producen neuroinflamación. Pero las citoquinas también pueden dañar la barrera hematoencefálica, facilitando el transporte activo de esos factores proinflamatorios hacia el cerebro, y favorecer el depósito de las proteínas tipo alfa-sinucleína y beta amiloide, que están relacionadas con la fisiopatología del párkinson y el alzhéimer, respectivamente. Además, parte de los componentes químicos que produce la microbiota intestinal pueden alcanzar el cerebro a través del nervio vago. Estas señales, por tanto, pueden ser positivas o negativas para modular la actividad del cerebro. Así, también se ha planteado la hipótesis de que la alfa-sinucleína producida en el intestino podría viajar retrógradamente a través del nervio vago para depositarse en las neuronas dopaminérgica, cuyo daño desencadena el párkinson.

La melatonina, por tanto, puede ser una herramienta terapéutica fundamental en los casos de disbiosis intestinal y alteraciones del eje cerebro-gastrointestinal, mejorando tanto la salud gastrointestinal como las funciones neurológicas. En efecto, la disbiosis intestinal se asocia con una alteración del balance de la microbiota, y con una disminución de la producción de melatonina y de diversos metabolitos, ya que se activa la vía de la indoleamina dioxigenasa, que degrada la serotonina y la melatonina. En vista de ello, actualmente se están poniendo en marcha estudios que tienen como misión fundamental, mediante ingeniería genética, aumentar la capacidad de producción de melatonina en *E. coli* y *S. cerevisiae*, para que sean capaces de producir grandes cantidades de melatonina para estabilizar la microbiota intestinal.

La melatonina es hepatoprotectora, no hepatotóxica

El hígado, ese órgano tan importante para nosotros y tan relacionado con procesos como la digestión, el metabolismo o la producción de muchas moléculas necesarias para el organismo, también es el principal órgano encargado de eliminar una gran cantidad de moléculas y de evitar su acumulación en el organismo. Pero este órgano, que de vez en cuando nos da algún que otro susto porque puede incorporar más grasa de la debida, o puede verse afectado por procesos infecciosos o por cálculos biliares, entre otros, también es una pieza fundamental tanto para el metabolismo de la melatonina como para los efectos protectores de esta a nivel local.

En efecto, por un lado, sabemos que la melatonina que circula por la sangre, y sobre todo la que se absorbe en el tubo digestivo cuando tomamos melatonina por vía oral o cuando ingerimos algunos alimentos que contienen melatonina, como ya veremos más adelante, entra en un proceso catabólico mediante el cual se transforma en productos que son fundamentalmente inactivos y serán eliminados del organismo por la orina. Existen una serie de vías muy importantes que depuran esta melatonina (las que utilizan enzimas del citocromo P450), pero estas mismas vías también depuran muchos de los medicamentos que frecuentemente tomamos, y de ahí se deriva la posibilidad de que cuando tomamos melatonina y alguno de estos medicamentos conjuntamente, pueda darse una interacción entre ambos. Es decir, en presencia de melatonina este medicamento se va a metabolizar menos, con lo cual aumentarán sus niveles y su concentración. Esta situación tiene dos vertientes: por un lado, puede ser útil si lo que queremos es reducir la dosis de un medicamento, y por otro, permitir que con menos dosis del medicamento, este alcance la concentración crítica necesaria para ejercer su acción beneficiosa; esta sería una aplicación excelente de la melatonina. Pero para ello tenemos que saber qué medicamentos son los que interaccionan con la melatonina a este nivel, que son muchos, entre los cuales se encuentran algunos antibióticos, los estrógenos, antifúngicos, algunos antihipertensivos, algunos antidepresivos, antiepilépticos, y otros varios. Así, el médico, que va a recetar esos medicamentos y también puede recetar melatonina, o el paciente que ya está bajo tratamiento con alguno de ellos y van a recetarle melatonina, debe conocer estos aspectos, ya que conociendo el tipo de interacción podemos prever las dosis de ese medicamento más bajas, pero igualmente eficaces, y con ello reducir sus efectos secundarios y mejorar su efectividad. Pero, por otro lado, el inconveniente es que cuando no se sabe esta interacción, puede ocurrir que, en presencia de melatonina, la dosis habitual del medicamento puede aumentar su concentración, y por consiguiente aumentar su toxicidad, e incluso afectar directamente al hígado, provocando hepatoxicidad. Por eso, cuando se va a tomar melatonina, es tan importante que sea el médico quien la recete para evitar riesgos.

Ya hemos dicho que la melatonina tiene muy pocos efectos secundarios. Y es cierto, porque esto que estamos comentando no es un efecto secundario de la melatonina *per se*, sino la consecuencia de una interacción no deseada entre el metabolismo de melatonina y otras moléculas. Efectivamente, la melatonina es hepatoprotectora, ya que el hígado es un órgano sometido a un enorme estrés oxidativo e inflamatorio debido a la cantidad de procesos metabólicos que se producen en este órgano a lo largo del día. La melatonina reduce el daño oxidativo, contrarresta la inflamación y mejora la capacidad de las mitocondrias para producir el ATP, la energía necesaria para que la célula del hígado, el hepatocito, sea capaz de desempeñar sus funciones en las mejores condiciones.

Por eso podemos comentar aquí que los efectos beneficiosos de la melatonina en el hígado incluyen la reducción del daño oxidativo, facilitando la reducción de la acumulación de grasa en el hígado y, por tanto, previniendo el hígado graso, que puede desembocar en una cirrosis hepática; esta es una aplicación muy significativa de la melatonina porque reduce a su vez otras patologías derivadas, como la insuficiencia hepática, a la vez que está protegiendo el hígado de la acumulación de grasa proveniente de otras enfermedades como la obesidad y la diabetes.

La melatonina en la gestación y la lactancia

Ya hemos visto ciertos aspectos que relacionan la melatonina con la reproducción animal y con la reproducción humana, pero ahora trataremos un aspecto muy importante: la relación de la melatonina con la gestación y con la lactancia natural. Durante su desarrollo en el claustro materno, el feto no produce melatonina, pero está comenzando a poner en marcha los ritmos circadianos que regulan su funcionamiento. ¿Cómo consigue el feto poner en marcha los mecanismos de control de sus ritmos circadianos si no produce melatonina, y si su sistema regulador de los ritmos, es decir, su reloj biológico, todavía es inmaduro? Pues por algo muy simple: la placenta es una barrera que evita que puedan pasar algunas moléculas grandes susceptibles de ser tóxicas para el feto, pero permite el paso de moléculas de pequeño tamaño como la melatonina, que la atraviesa fácilmente. Así pues, la melatonina que circula por la sangre del feto a lo largo del día es la melatonina que le está aportando la madre, y, por tanto, el ritmo circadiano de la melatonina de la madre en su sangre se refleja en el mismo ritmo circadiano de la melatonina en la sangre del feto. Así, el feto está recibiendo esta señal cronobiótica por lo menos desde el momento de la formación de la placenta, es decir, a los tres meses de gestación, y cada noche produce un pico de melatonina que sincroniza todas las funciones de su organismo en desarrollo. De este modo, el feto, sin necesidad de producir melatonina, está ajustando y sincronizando el crecimiento de todos sus órganos y tejidos para una perfecta homeostasis entre todos ellos hasta llegar al fin de la gestación.

De ahí surge una pregunta importante: ¿podemos administrarle melatonina a una mujer embarazada cuando, por ejemplo, presenta un trastorno del sueño o padece alguna patología para la cual la melatonina puede ser efectiva? Obviamente, existen estudios realizados en primera instancia con animales gestantes, en los que la administración de melatonina no produjo ningún efecto negativo para el desarrollo de las crías, ni durante la gestación, ni después del nacimiento, y también se ha utilizado con mujeres embarazadas sin que se haya detectado ni un solo efecto secundario, ni para la embarazada, ni para el feto, ni para el recién nacido. Ahora bien, existe una norma de obligado cumplimiento, y es que, a no ser que sea estrictamente necesario, a una embarazada no se le debe administrar ningún medicamento. Como la melatonina es un medicamento, debemos de tener la misma precaución. Solamente cuando el beneficio sea muy importante, podemos contemplar su utilización

¿Qué pasa entonces cuando el feto nace? Tras el nacimiento, el sistema regulador de los ritmos del feto aún sigue inmaduro, y no madurará hasta los seis meses de vida extrauterina. Esto quiere decir que la glándula pineal de este recién nacido comienza a producir melatonina, pero no es capaz de producirla de manera rítmica. Y entonces pasamos de una situación durante la gestación, en la que el feto está controlado por el sistema circadiano de la madre, a un estado en el que desaparecen esas señales cronobióticas. Este cambio puede afectar al recién nacido. Pero hay una solución: la lactancia materna, ya que la melatonina también se secreta a través de la leche materna. Por eso cuando la madre da de mamar al recién nacido, está transmitiendo la misma señal que cuando estaba en el útero: de día, bajos niveles de melatonina, y por la noche, altos niveles de melatonina, que provienen de la que produce la madre durante la noche. Así, el recién nacido sigue bajo el control de un sistema circadiano que regula perfectamente su desarrollo extrauterino.

Pero aún hay algo más. Según sabemos por los estudios de K. Hinde, de la Universidad de Deakin (Australia), existe un flujo retrógrado entre la leche materna y el lactante, de manera que una pequeña parte de la saliva del lactante puede pasar al interior del pezón, que analiza dicha saliva de algún modo, y la composición de la leche cambia en función de los resultados; por ejemplo, si existe una infección, aumentan los anticuerpos en la leche materna, también cambia si el lactante es niño o niña, así como los niveles hormonales en función de si el lactante está estresado o no. De ahí que la lactancia materna sea algo que no puede ser sustituido por las leches artificiales, por mucho que quieran emularla. Por otro lado, distintos factores psicológicos maternos influyen también en la composición de la leche. El estrés en la madre y la depresión posparto pueden provocar alteraciones significativas en la composición de la leche, como un aumento significativo del cortisol, o cambios significativos en el contenido de melatonina y prolactina, así como alteraciones en componentes del sistema inmunitario. Además, este estrés psicológico materno puede influir en la composición de la microbiota intestinal del recién nacido, afectando a su salud a largo plazo. Por tanto, el control psicológico de la madre es fundamental para que el recién nacido no se vea afectado por estas consecuencias negativas que comentamos.

¿Qué pasa entonces con aquellos niños que nacen antes de tiempo, es decir, con los niños prematuros? El principal problema es que los prematuros están en la incubadora de un hospital, que a menudo dispone de un control de luz totalmente irracional, sin un ritmo idóneo de luz/oscuridad, y además carecen de una fuente de melatonina adecuada, y eso altera completamente su sistema circadiano. El bebé deja de estar controlado por la melatonina de la madre y no tiene otra fuente de melatonina exógena hasta que la madre pueda darle de mamar. Por eso los niños prematuros tienen problemas, entre otros, del ritmo del sueño-vigilia y tienen numerosos ritmos circadianos completamente desestabilizados. De hecho, administrar melatonina a niños prematuros, mejora significativamente su estado evolutivo, tal como demuestran varios estudios sobre el tema.

En resumen, los niños prematuros o pretérmino deben de recibir una señal que mantenga su sistema circadiano en perfectas condiciones, bien a través de la lactancia materna, mediante la administración de melatonina, por ejemplo, en forma de gotas con el biberón, disponibles en las farmacias. Este es el tratamiento que puede elegirse en estos casos.

La melatonina en los niños con asfixia perinatal

Entre las patologías que pueden afectar al recién nacido se encuentra el déficit de oxígeno que puede producirse durante el parto. Sin entrar aquí en las causas de la asfixia intraparto, lo que está claro es que el déficit de oxígeno genera un estado importante de estrés oxidativo posterior, inflamación, y disfunción mitocondrial. En los últimos años he observado, principalmente en estudios con animales afectados de asfixia perinatal, que la melatonina es muy efectiva para reducir el daño producido en distintos órganos y tejidos, incluido el sistema nervioso central, que es el que más se ve afectado por el déficit de oxígeno. Ciertamente existen muy pocos estudios clínicos que evalúen la eficacia de la melatonina en estas situaciones.

Pero con todo lo que sabemos de la melatonina y sus enormes beneficios, pensamos que indudablemente esta sería una de las aplicaciones más útiles de la melatonina, porque reduciría el riesgo del daño causado por la falta de oxígeno, puesto que protegería a los niños de la hipoxia. Un caso particular es la encefalopatía hipo-isquémica del recién nacido, para cuyo tratamiento se utiliza fundamentalmente la hipotermia, pero algunos estudios inciden en el beneficio que supondría aplicar un tratamiento simultáneo con hipotermia y melatonina para mejorar la neuroprotección derivada de esta última. En un estudio reciente en 30 niños con esta patología, el tratamiento combinado de hipotermia y melatonina resultó efectivo para reducir el daño oxidativo, las crisis epilépticas registradas mediante electroencefalograma, y las alteraciones de la sustancia blanca mediante análisis con resonancia magnética. Y este tratamiento mejoró la supervivencia de los niños. Otros estudios realizados también con melatonina en niños pretérmino, niños con sepsis y niños con encefalopatía isquémica, han proporcionado resultados similares, es decir, reducción del estrés oxidativo e inflamatorio, reducción del daño neuronal y mejora de la supervivencia.

Ya que hay datos clínicos significativos en más de diez estudios ya publicados, pensamos que debería generalizarse el uso de melatonina en este tipo de patologías en niños, pues a estas alturas ya se ha visto que es totalmente seguro, carece de efectos secundarios, y los efectos beneficiosos para la salud y la supervivencia son enormes.

La melatonina en la infancia, desarrollo puberal, y adolescencia

Una vez que el sistema regulador de los ritmos y producción de melatonina en los recién nacidos se pone en marcha, aproximadamente a los seis meses de vida extrauterina, es cuando este niño empieza a regular de manera autónoma sus propios ritmos circadianos. Desde este momento hasta el desarrollo puberal se irá produciendo una etapa de crecimiento de órganos y tejidos, y de crecimiento longitudinal, con un ritmo circadiano de melatonina que se mantendrá prácticamente igual hasta el inicio de la pubertad. En el momento del desarrollo puberal y, cuando se produce la elevación de las hormonas sexuales, los niveles de melatonina disminuyen. Esta situación podría dar a entender que la melatonina estaría inhibiendo la producción de hormonas sexuales hasta la pubertad, y la reducción de la melatonina en ese momento liberaría dichas hormonas para inducir los cambios sexuales típicos de esta etapa. Sin embargo, aunque en animales inferiores la melatonina regula de alguna forma los cambios en su capacidad reproductora, en la especie humana está característica ha desaparecido. Este también es un efecto típico de la melatonina: muchos de sus efectos que nosotros vemos en animales (como, por ejemplo, la pigmentación de la piel) no se producen de forma tan evidente en el ser humano, o se producen en una proporción muy menor. Hacia la mitad del desarrollo puberal se culmina el pico máximo de la producción de la hormona de crecimiento (GH), que es cuando ocurre el llamado «estirón», y en lo sucesivo el crecimiento se va enlenteciendo. Entonces, en los casos de niños con baja talla que no tienen déficit de GH, una de las formas de conseguir que tenga una talla final más elevada es retrasar un poco ese estirón y para conseguirlo, lo ideal es retrasar un poco el desarrollo puberal. A tal fin se ha utilizado la melatonina, con vistas a inhibir el desarrollo puberal de esos niños con baja talla, pero los resultados fueron absolutamente negativos: efectivamente, la melatonina baja durante la pubertad, sin que sepamos por qué, pero ello no tiene que ver con el aumento de las hormonas sexuales en ese momento. Sin embargo, esta falta de efectividad también tiene otra ventaja, y es que nosotros podemos utilizar la melatonina en ciertas patologías infantiles (veremos algunas en el capítulo 8), sabiendo que no vamos a provocar una alteración de su desarrollo. En cualquier caso, una vez que el niño es autónomo en su sistema circadiano, debe seguir unas pautas estrictas para mantener una rutina de sueño adecuada y evitar trastornos del desarrollo, como un déficit de GH por dormir poco. A partir de entonces, los padres deben inculcarle al niño hábitos saludables de sueño, esto es, dormir un mínimo de 7-9 horas diarias, y así él los mantendrá a lo largo de su trayectoria vital.

Una vez concluido el desarrollo puberal, entramos en la fase de la adolescencia. A veces es una fase complicada, porque la turbulencia hormonal que se produce modula muchos de los aspectos del adolescente, incluidas las funciones cognitivas, la personalidad, la libido —por supuesto— y otros muchos factores. En esta etapa del desarrollo se produce un hecho significativo: el retraso de fase fisiológico del sistema circadiano, ¿qué quiere decir esto? Durante esta etapa se retrasa la aparición del sueño, y por tanto no es que el adolescente tenga problemas para acostarse a su hora, es que no tiene sueño hasta más tarde por lo que tiende a acostarse a deshora, pero, claro, como tiene que levantarse temprano para ir al colegio, se produce un déficit de sueño importante. Esta situación conlleva que, durante la jornada escolar, el adolescente preste menos atención, aprenda peor, memorice peor. A este respecto, en Estados Unidos llevaron a cabo un experimento muy interesante que consistió en que los colegios abrieran dos horas más tarde, en vez de a las 8, a las 10, para que los adolescentes pudieran alargar un poco el sueño y dormir las ocho horas que les corresponderían. ¿Cuál fue el resultado? Pues un aumento significativo de la atención, de la memoria, del aprendizaje, y una mejora sustancial de las notas de estos adolescentes, porque, efectivamente, habían descansado más y estaban más predispuestos a aprender, a entender y a atender. Podría suponerse que, tras los resultados de este estudio, a partir de entonces todos los colegios con alumnos adolescentes abrirían a las 10, pero no. Los colegios volvieron a abrir a las 8, y los adolescentes volvieron a tener los mismos problemas que antes. Esto es lo que se entiende por incapacidad política para resolver los problemas de la población.

Pero nosotros teníamos una forma muy clara de resolver este problema de los adolescentes sin cambiar el horario de los colegios, algo que los políticos no aceptan. ¿Cuál es? Pues usar la melatonina para producir un adelanto de fase de ese ritmo retrasado propio de los adolescentes, administrándoles melatonina a una hora adecuada por la tarde: adelantamos la fase para que los adolescentes tengan sueño unas 2-3 horas antes que el sueño retrasado característico de esa etapa, y así lograr que duerman ocho horas y mejoren su rendimiento escolar.

La melatonina en la menopausia y la andropausia

Pasada la etapa de la adolescencia, el ritmo de melatonina se mantiene más o menos igual hasta aproximadamente los

35 años. Si no hay ningún otro trastorno, esta producción de melatonina es capaz de regular su sistema circadiano en todos los aspectos, tanto los ritmos sueño-vigilia como los ritmos de neurotransmisores cerebrales, endocrinos, metabólicos, etc. A partir de los 35-40 años empieza una etapa de disminución de la producción endógena de melatonina; por otro lado, consideramos que a esa edad se inicia el proceso de envejecimiento, porque también empieza a decaer la producción de muchas hormonas, y otros muchos sistemas empiezan a reducir su eficiencia, incluidos el sistema antioxidante endógeno, el sistema inmunitario, etc. Es una etapa que afecta más o menos a cada individuo en función de una serie de factores también genéticos, que por lo que se sabe pueden influir hasta en un 35 %, aunque también cuentan los hábitos de vida, entre otros.

Pero ¿qué pasa en la menopausia? Es un proceso fisiológico que aparece alrededor de los 50 años en las mujeres, y que viene determinado por una caída de la producción de hormonas sexuales por parte del ovario que implica una reducción de los ciclos ováricos hasta su desaparición 4-5 años después, y afecta en diversos aspectos a la fisiología femenina. Esta etapa se suele dividir en tres fases: la perimenopausia, cuando empiezan a alargarse los ciclos; la menopausia en sí, y la postmenopausia, cuando los ciclos ya desaparecen. Además, el déficit de estrógenos da lugar a la aparición de una serie de síntomas típicos de estas fases, como sofocos, cambios de humor, estados de híper e hipotermia, y también pueden ir acompañados de osteoporosis y enfermedades cardiovasculares. Asimismo, los trastornos del sueño son muy frecuentes en estas etapas; algunas de las causas del insomnio pueden atribuirse a los sofocos, a los estados de cambios de humor, y al aumento de temperatura (los célebres «calores»), pero también existe otra causa fundamental, y es que durante la menopausia se produce un descenso mucho más brusco de la producción de melatonina. La melatonina iba descendiendo desde los 35 años hasta los 50, pero ahora la menopausia coincide con una caída drástica de la producción de melatonina que afecta a todo el sistema circadiano e influye de forma decisiva en algunos de esos trastornos, e indudablemente en la alteración del sueño.

Es curioso que esta sea la segunda situación en la que se da un cambio agudo en la producción de melatonina; la primera era durante el desarrollo puberal, coincidiendo con el aumento de hormonas sexuales, mientras que en la segunda sucede al revés, pues la caída de los niveles de melatonina corre pareja con la reducción de las hormonas sexuales. Al igual que dijimos con respecto a la adolescencia, ignoramos la causa de esos cambios en la melatonina, que son esencialmente opuestos en una etapa y en la otra. Pero posiblemente exista una conexión que conoceremos algún día.

Esta disminución de la melatonina durante la menopausia y la consecuente alteración del sueño hace pensar en la idoneidad de la melatonina para corregir estos problemas. Efectivamente, los problemas de sueño se resuelven bastante bien con un tratamiento adecuado de melatonina. Además, la melatonina también reduce significativamente las otras manifestaciones que acompañan a la menopausia. Y, en los estudios llevados a cabo principalmente en animales, así como en humanos, se ha documentado un efecto sinérgico entre la melatonina y la hormona de crecimiento; por tanto, la administración conjunta de melatonina y hormona de crecimiento puede tener un valor terapéutico muy importante para prevenir la osteoporosis y mantener la salud ósea en buenas condiciones. Aunque quizá el tratamiento ideal sea la combinación de terapia hormonal sustitutiva y melatonina.

Y en el caso del hombre, ¿qué ocurre? No existe una etapa similar a la menopausia, ya que el organismo sigue produciendo hormonas sexuales masculinas, aunque a partir de los 40 años la producción de testosterona, la principal hormona sexual masculina, se va reduciendo en una proporción de un 1 % anual. Con la edad, esta disminución de las hormonas sexuales masculinas afecta a distintos aspectos de la función sexual: disminuye la producción de espermatozoides, así como la capacidad de erección, y en cierta medida, a partir de los 50-60 años, en algunos casos también se reduce la libido. La melatonina no tiene un efecto significativo en la producción de testosterona, de modo que en el caso del hombre apenas es de utilidad para compensar estos déficits hormonales propios de la edad.

La melatonina y la libido

Tanto la libido femenina como la masculina son dos procesos relacionados con la edad y el déficit o disminución de hormonas sexuales, pero sobre los cuales la melatonina no tiene un efecto directo. Muchas veces se puede leer en algunas publicaciones que la melatonina aumenta la libido, pero por desgracia no es cierto. Tampoco es cierto en absoluto que la melatonina potencia el orgasmo. Sí se han hecho estudios sobre los efectos a largo plazo del tratamiento con un fármaco similar a la melatonina, pero sintético, el Ramelteon, que entre otras indicaciones se usa para tratar los trastornos del sueño. Tras su uso prolongado se ha descrito un amplio espectro de efectos secundarios, incluida la disminución de la libido. Pero esos efectos nunca se han relacionado con el uso crónico de melatonina, de modo que han de tener su origen en la molécula sintética. Sin embargo, lo que sí puede tenerse en consideración es que, asociado a la edad y a los cambios endocrinos que acabamos de mencionar, se produce una alteración del sueño, y esta alteración crea un estado de ansiedad y de estrés que son componentes críticos para reducir la libido. Aquí es donde la melatonina, al mejorar la calidad del sueño y reducir la ansiedad y el estrés fruto del insomnio, puede favorecer la actividad psicológica y, previsiblemente, la libido. En este sentido sí podemos utilizar la melatonina para mejorar la libido a través del control del sueño y el estado de humor.

7

Qué debemos tener en cuenta al tomar melatonina

La melatonina es un medicamento

La melatonina, se consideró durante mucho tiempo como un suplemento, cuyo uso estaba relacionado directamente con el control del ritmo del sueño. Hubo un tiempo en que la melatonina estuvo prohibida en la Unión Europea porque, entre otras cosas, no se sabía exactamente su origen; la melatonina podría ser de origen vegetal o podría ser de origen animal y, por tanto, al no ser un medicamento, no había un control sanitario sobre su pureza. Desde luego, era imposible que la melatonina fuera de origen animal, puesto que, por ejemplo, Lerner, que fue el dermatólogo que aisló y purificó por primera vez la melatonina, utilizó 250.000 pineales, es decir,

250.000 vacas, para obtener una mínima cantidad de melatonina. Esta extracción y purificación resulta excesivamente compleja y no tiene ningún sentido desde el punto de vista comercial. Pero, así las cosas, la Unión Europea decidió que no se podía comercializar por falta de control sanitario. Durante mucho tiempo la melatonina que se podía adquirir normalmente en parafarmacias o herbolarios también era una melatonina de origen vegetal. Pero en el año 2007, la Unión Europea autorizó el primer producto farmacéutico con melatonina para uso bajo prescripción médica, esto es, mediante receta, de origen sintético. Era en forma de comprimidos de 2 miligramos de melatonina de liberación prolongada. Y según la ley del medicamento en España, todos aquellos productos que contienen el producto activo, melatonina en este caso, por debajo de 2 miligramos, pueden venderse sin receta. De ahí que hayan proliferado muchas presentaciones con cantidades pequeñas de melatonina. Pero posteriormente también aparecieron otros preparados de melatonina de 3 y 5 miligramos, que son los que actualmente se comercializan como tales en las farmacias de España.

Además de estas formulaciones comerciales, la melatonina se puede adquirir en farmacias mediante una receta médica de formulación magistral, es decir, una receta médica en la que el facultativo haga constar que se preparen cápsulas o comprimidos de melatonina con la dosis adecuada que se quiera recetar. La ventaja de esta formulación magistral también es que se usa una melatonina de total pureza de venta solo en farmacias y autorizada por el Ministerio de Sanidad. La melatonina como sustancia pura también consta en los listados de medicamentos de los hospitales. Por tanto, el médico es el único responsable de la prescripción de melatonina mediante receta oficial. Esta es la mejor forma de controlar la pureza de la melatonina que prescribiremos a nuestros pacientes, ya que esa melatonina siempre es de origen sintético.

Como comentábamos más arriba, la melatonina que se dispensa en las farmacias, tanto mediante marcas comerciales como mediante formulación magistral, es una melatonina totalmente pura, que ha seguido todos los controles de calidad sanitarios y, por tanto es absolutamente fiable para su prescripción. Las melatoninas que pueden comprarse por internet o incluso en algunos herbolarios y que se venden sin receta, incluso en dosis superiores a 2 miligramos, no son fiables en absoluto, y no deben utilizarse; en primer lugar, porque no se sabe el origen, y en segundo lugar, porque no se sabe realmente si el contenido de melatonina de esos comprimidos o esas cápsulas es realmente el que se dice. Desde aquí yo recomiendo siempre acudir al médico y que extienda la receta de melatonina, a fin de poder consumir el medicamento con totales garantías.

Tipos de melatonina: oral, sublingual, intravenosa, prolongada y rápida

Existen varios tipos de melatonina en función de su vía de administración y de si es de liberación inmediata o de liberación prolongada. En el primer caso está la vía de administración oral o sublingual. La administración oral es la más frecuente, la más cómoda por lo general, y se administra en forma de cápsulas o comprimidos. También existe una melatonina oral en gotas, que se utiliza sobre todo con niños, por ser más cómoda de ingerir. La melatonina sublingual, como su nombre indica, se presenta en forma de comprimidos que se colocan debajo de la lengua para que se vayan disolviendo en la saliva. Así pues, ¿qué diferencia hay entre la oral y la sublingual? Lo veremos a continuación. Una tercera opción es la melatonina intravenosa; esta melatonina no existe actualmente en el mercado, y la estamos usando en una serie de ensayos clínicos para poder comercializarla en cuanto los hayamos concluido. No hace falta decir que esta melatonina intravenosa será de uso exclusivamente hospitalario, y no estará disponible en farmacias para uso del público en general.

Excepto la intravenosa, las otras formulaciones de melatonina pueden administrarse como un medicamento normal, es decir, de liberación inmediata, o como un medicamento de liberación prolongada. Su propio nombre indica la diferencia. La melatonina rápida se absorbe en el intestino, de manera que a las 2-3 horas ya habrá alcanzado su concentración máxima en la sangre. La melatonina de liberación prolongada se libera lentamente en el intestino y se va absorbiendo despacio, por lo que su concentración en sangre irá aumentando poco a poco y se mantendrá elevada durante más tiempo, unas 4-6 horas, sin el característico pico de la melatonina rápida.

La melatonina en sangre, ya sea de liberación rápida o lenta, tiene una vida media muy corta, de unos 30 minutos aproximadamente, es decir cada 30 minutos se reduce a la mitad debido fundamentalmente al metabolismo hepático, como ya hemos visto, y a su paso desde la sangre a las células. A su vez, la melatonina también es metabolizada dentro de las células, y eliminada rapidamente; así pues, podemos decir que la melatonina que tomamos por la noche normalmente ya ha desaparecido al levantarnos al día siguiente. Esto quiere decir que la melatonina no se acumula en el organismo.

Otra característica interesante de la melatonina por vía oral es la llamada biodisponibilidad, es decir, la cantidad de melatonina que va a ser absorbida efectivamente en el intestino y pasará a la sangre. De toda la melatonina que tomamos por vía oral, el intestino absorbe entre un 3 y un 7 %. Una vez absorbida, la melatonina pasa a la sangre y va directamente al hígado, donde es procesada y metabolizada. El hígado metaboliza, es decir, elimina, entre el 60 y el 70 % de esa melatonina, que va a los metabolitos inactivos, y estos, como ya vimos anteriormente, son eliminados a través de la orina. De todos ellos, el más importante cuantitativamente es la 6-sulfatoximelatonina, cuya medida en orina también nos sirve para tener una idea de la cantidad total de melatonina que ha producido el organismo en 24 horas. El resto no metabolizado pasa a la sangre a través del sistema circulatorio y se distribuye por todo el organismo. Por tanto, debe quedarnos muy claro que la cantidad de melatonina que pasa realmente a la sangre es pequeñísima, comparada con la que tomamos inicialmente por vía oral. Por eso, si tomamos dosis muy reducidas de melatonina, su eficacia es prácticamente nula, porque su vida media es muy corta, y las cantidades que llegarán a la sangre y se distribuirán por todo el organismo serán muy pequeñas.

Otra opción es la sublingual, que se absorbe a nivel local. Presenta ciertas ventajas con respecto a las otras opciones: no pasa por el hígado, ya que no entra en contacto con el estómago ni el intestino; la absorción es muy rápida, por lo que llega enseguida a la sangre, y está especialmente indicada para aquellas personas a las que les cuesta trabajo ingerir el medicamento. La desventaja es que la cantidad máxima de melatonina que se puede preparar con esta formulación es más reducida.

Análogos de la melatonina

A título meramente informativo, ya que en nuestro país no están comercializados, existe una serie de análogos de la melatonina que también se aplican para regular el sistema circadiano. Se trata de Ramelteon (que ya mencionamos antes), Tasimelteon y Agomelatina. Los dos primeros son agonistas de los receptores de melatonina, y están indicados fundamentalmente para el tratamiento del insomnio. Las dosis efectivas de estos dos medicamentos son más altas que las dosis efectivas de la melatonina, y no presentan mayor efectividad que esta. La Agomelatina es diferente: se trata de un antidepresivo que se emplea en la depresión mayor y mantiene ciertos efectos cronobióticos, lo cual es importante si tenemos en cuenta que muchos antidepresivos provocan insomnio.

Dosis máxima y dosis tolerable máxima

Cuando hablamos de dosis de melatonina tenemos que centrarnos en lo que queremos tratar. Si vamos a usar la melatonina como un cronobiótico, es decir, un regulador del sistema circadiano, y fundamentalmente para la regulación del ritmo sueño-vigilia, en primer lugar tenemos que saber con qué dosis mínima conseguiremos el efecto deseado y hasta qué dosis máxima podemos llegar. Como la regulación del sistema circadiano se realiza a través de los receptores de membrana de melatonina que son de dos tipos, MT1 y MT2, y estos receptores de melatonina son sensibles a concentraciones muy reducidas de la hormona, normalmente usaremos pequeñas dosis de melatonina. No obstante, hay veces en que estas dosis reducidas no funcionan, bien porque haya mutaciones en los receptores de melatonina y no responden adecuadamente, o bien porque la biodisponibilidad de la melatonina en esa persona es más baja de lo esperado, debido a un problema de malabsorción intestinal, por ejemplo. Hay muchas causas por las cuales la melatonina puede no surtir el efecto esperado, y en esos casos lo que debemos hacer es analizar la causa de esa ineficacia y, en su caso, aumentar la dosis de melatonina hasta lograr el efecto terapéutico requerido.

Cuando vamos a utilizar la melatonina para el tratamiento de otras patologías que, como ya hemos señalado anteriormente, pueden incluir situaciones de estrés oxidativo, inflamación y daño mitocondrial, las dosis dependerán de lo que indiquen esos tres parámetros. Por eso, antes de pautar una dosis de melatonina tenemos que estudiar a esa persona mediante la determinación de marcadores de daño oxidativo, marcadores de inflamación y marcadores de daño mitocondrial, y en función de los resultados calcular la dosis personalizada en cada caso. Así que tampoco se puede hablar de una dosis única, porque la dosis debe personalizarse. En el capítulo 8, donde comentaremos casos prácticos, nos referiremos a estos aspectos de las distintas dosis utilizadas en cada caso.

En farmacología se suele utilizar un término conocido como «dosis letal 50» de un medicamento. Se calcula con animales de experimentación y, como su nombre indica, estipula la dosis capaz de causar la muerte del 50 % de los animales. Estas dosis se calcula sobre unos 2,5 gramos por kilo de peso en el ratón, y de 3,5 gramos por kilo en la rata, aproximadamente; lógicamente no se ha calculado en humanos. A partir de estos datos se calcula la llamada «dosis equivalente humana» mediante una fórmula que nos daría un valor aproximado de 40-70 gramos de melatonina para un adulto de 70 kilos de peso, una dosis que está lejísimos de cualquier dosis terapéutica de melatonina que lleguemos a utilizar jamás. Otros estudios han analizado el tratamiento crónico con melatonina sin que se haya observado ningún efecto tóxico que pudiera comprometer su uso a largo plazo. Por eso podemos decir que la melatonina es completamente segura en los tratamientos que se realizan habitualmente.

¿La melatonina exógena afecta a la endógena?

Un aspecto importante de la terapia con melatonina es saber si la melatonina que tomamos puede inhibir la producción de melatonina endógena. Ya sabemos que la melatonina endógena se produce en dos sitios: en la glándula pineal, por un lado, y, por otro, en la mayor parte de los órganos y tejidos que fabrican la melatonina extrapineal.

La melatonina pineal se produce a través de las señales que le llegan por vía nerviosa y que liberan noradrenalina, un neurotransmisor que es un agonista beta-adrenérgico, es decir, un mediador del sistema nervioso simpático. Por eso nosotros sabemos que cuando tomamos antagonistas beta-adrenérgicos para tratar la hipertensión arterial, por ejemplo, estamos inhibiendo la producción endógena de melatonina. Y de ahí que este tipo de tratamiento deba acompañarse siempre con una administración paralela de melatonina, para contrarrestar ese efecto inhibitorio. Pero si yo le doy melatonina a una persona que no está en tratamiento con beta-bloqueantes, sé con absoluta certeza que esta melatonina no frenará la producción de melatonina de la glándula pineal, sino que, por el contrario, se le sumará.

¿Y con la melatonina extrapineal? Pues efectivamente ocurre lo mismo; la melatonina oral pasa a la sangre, y de ahí a las células que están produciendo su propia melatonina para consumo propio, y esta melatonina extra que le llega se suma a la melatonina intracelular, colaborando en su acción. Además, nosotros hemos demostrado que si la célula tiene suficiente melatonina y no necesita más, la membrana celular actúa como barrera, impidiendo la entrada extra de melatonina. La melatonina se acumula en la membrana celular y esta permite su entrada en función de las necesidades de la célula, con lo cual siempre que entre melatonina, será una melatonina necesaria para la célula, y por tanto no inhibirá su propia producción.

¿QUÉ DEBEMOS SABER ANTES DE PRESCRIBIRLA?: METABOLISMO HEPÁTICO Y COAGULACIÓN

Cuando vamos a prescribir melatonina debemos tomar varias precauciones como con cualquier otro medicamento. En primer lugar es obligatorio conocer cualquier otra medicación o tratamiento que esté tomando el paciente y averiguar si puede existir alguna interacción negativa entre la melatonina y todo lo demás. Ya hemos hablado de ello en un apartado anterior, donde analizamos ciertos medicamentos que pueden interaccionar negativamente con la melatonina a nivel hepático.

En segundo lugar, debemos tener en cuenta si podría existir cualquier otro tipo de interacción con otro medicamento en algún lugar distinto del hígado. Y aquí sí es importante referirse a los anticoagulantes. En efecto, la melatonina tiene cierta actividad anticoagulante, pues acorta el tiempo de protrombina y aumenta los niveles de degradación de la fibrina. Y se ha comprobado que la administración oral de melatonina está asociada a una reducción de los niveles plasmáticos de algunos factores procoagulantes. Si bien los efectos anticoagulantes de la melatonina son moderados/leves, y pueden ser convenientes en algunos casos, hay que tener precaución si se va a administrar melatonina a una persona que esté en tratamiento anticoagulante.

Otra interacción interesante es la que existe entre la melatonina y los hipnóticos, cuestión esta que ya hemos mencionado de pasada. Ello se debe a que la melatonina ejerce un pequeño efecto hipnótico, y puede potenciar el de esos otros medicamentos. Esta interacción es positiva, puesto que nos permite reducir la dosis de dichos hipnóticos, disminuyendo así su toxicidad y sus efectos secundarios. También hemos comentado que podemos utilizar la melatonina para deshabituar del tratamiento con hipnóticos, con lo cual estas interacciones y propiedades adquieren una gran relevancia desde el punto de vista terapéutico.

Por supuesto, aunque ya lo hemos dicho, hay determinados tratamientos farmacológicos que sí bloquean la producción endógena de melatonina, fundamentalmente la de origen pineal, ya que la glándula pineal es fácilmente accesible a cualquier molécula que circule por la sangre, puesto que se encuentra fuera de la barrera hemato-encefálica, la barrera que controla qué entra en el cerebro. Y en este sentido nos referimos casi en exclusiva a los alfa y beta-bloqueantes, fármacos utilizados en el tratamiento de la hipertensión arterial entre otras patologías, y que sabemos que sí frenan la producción pineal de melatonina. Esto supone un problema, porque pueden producir un proceso de cronodisrupción, de ahí que sea tan importante, volvemos a repetirlo, el uso concomitante de melatonina con cualquier tipo de bloqueantes adrenérgicos. Sin embargo, la melatonina extrapineal resulta mucho menos accesible, y no está controlada o limitada por ningún medicamento de este tipo.

Entre otros aspectos importantes que destacar, está la posibilidad de que la melatonina interaccione con otro medicamento, y de alguna manera reduzca la eficacia de este. Existen algunas páginas especializadas en internet que estudian la interacción de la melatonina con otros fármacos, 346 en total, de las cuales se desprende que en la mayoría de los casos no hay ninguna interacción significativa de riesgo, pero es importante tenerlo en cuenta cuando queremos saber si existe algún tipo de interacción negativa entre ellos.[10]

¿A QUÉ HORA SE DEBE ADMINISTRAR LA MELATONINA?

Según el conocimiento vulgar y la información que existe en la mayor parte de los sitios, la melatonina se toma media hora antes de acostarnos cuando la utilizamos para el tratamiento del insomnio. ¿Esto es siempre así? Decididamente no, y es un error muy frecuente que muchas veces da lugar a que el problema del sueño no solo no mejore, sino que empeore. Vamos a analizar esto en detalle.

Para una persona que se acuesta entre las 10-12 de la noche, el pico nocturno de la melatonina o acrofase tendrá lugar entre las 2-4 h de la madrugada. Sí, por ejemplo, toma la melatonina a las 10.30 h y se acuesta a las 11, hacia las 3 h de la madrugada esta melatonina exógena habrá alcanzado su máximo en sangre, y se sumará a la endógena para potenciar ese pico nocturno aumentando su amplitud, que es lo que nosotros estamos buscando para mejorar el sistema circadiano. Pero ¿qué ocurre si el pico de melatonina de esta persona, que padece un trastorno del sueño, se da a las 6 h de la madrugada, por ejemplo. Entonces si toma melatonina como ya hemos comentado anteriormente, el pico de melatonina exógena ese producirá a las 3 h de la madrugada, pero después, a las 6 h de la madrugada, tendrá el otro pico, este de melatonina endógena, que se producirá a deshora. Por consiguiente, durante la noche aparecerán dos picos de melatonina, y el organismo no sabrá con cuál de ellos quedarse, induciendo con ello un trastorno mayor de cronodisrupción. Esta es la causa de que muchas veces haya pacientes que vienen a decirnos que desde que toman melatonina duermen aún peor.

Entonces ¿qué debemos tener en cuenta? Pues el cronotipo, que es el tipo genético de clasificación de la humanidad, y que abarca tres grandes grupos principales desde el punto de vista cronobiológico. Esta característica genética viene determinada por el reloj biológico central que decide cuál es el horario ideal de cada persona para acostarse y para levantarse. En consecuencia, tendremos un cronotipo al que llamamos intermedio, que es aquel grupo de personas que se acuestan normalmente entre las 10-12 de la noche de la noche y se levanta entre las 6-8 h de la mañana, para un periodo de sueño ideal de entre 7-9 h; un cronotipo matutino que corresponde a aquellas personas que prefieren acostarse temprano, por ejemplo entre las 8-10 h de la tarde-noche para levantarse entre las 4-6 h de la madrugada, y un tercer cronotipo vespertino que corresponde a aquellas personas que se acuestan tarde, entre las 2-4 h de la madrugada y que idealmente también se levantan al cabo de ocho horas. En el cronotipo intermedio, el reloj biológico manda información a la glándula pineal para que esta empiece a producir melatonina a partir de las 6-7 h de la tarde aproximadamente (es el momento llamado DLMO o Dim Light Melatonin Onset, que se refiere a la hora de inicio de la producción de melatonina, cuando la intensidad de la luz decae; para el cronotipo matutino el reloj biológico le envía esta señal a la glándula pineal a fin de que produzca melatonina 2-4 h antes, y en el vespertino retrasa la producción de melatonina 2-4 horas. El inicio de la producción de melatonina marca el inicio de la etapa que dará lugar a la somnolencia 4-5 horas más tarde, que es lo que nos hace acostarnos. En definitiva, la melatonina comandada por el reloj biológico es quien decide si nos acostamos antes o nos acostamos más tarde. Pero, claro, una cosa es lo que decide nuestro reloj biológico, y otra cosa es lo que decidimos nosotros. Porque nosotros podemos ser del cronotipo matutino, pero como nos gusta quedarnos más rato por la tarde-noche, pues nos acostamos 3 o 4 h más tarde de la hora a la que deberíamos. Así, se producirá un desfase entre el pico nocturno de melatonina que depende de ese cronotipo y el periodo que nosotros dedicamos al sueño; este es un problema muy común en los trastornos de sueño: tenemos lo que llamamos un desajuste de fase del reloj biológico. Así que, si no analizamos previamente el cronotipo, podemos administrar melatonina a un paciente durante esa rutina de media hora antes de acostarse, lo que producirá el mismo problema que antes comentábamos: la aparición de 2 picos de melatonina y la generación de un proceso de cronodisrupción yatrogénico, es decir, derivado del tratamiento farmacológico con melatonina.

En definitiva, para una adecuada pauta de tratamiento con melatonina debemos conocer dos parámetros fundamentales: uno, el ritmo circadiano de melatonina y la hora en la que se produce su pico por la noche y, dos, el cronotipo del paciente. De esta forma sabremos si se da una alteración de fase entre cronotipo y fenotipo o, lo que es lo mismo, entre cronotipo y ritmo circadiano de melatonina. Y entonces procederemos al tratamiento adecuado: si hay un retraso de fase, es decir, si el paciente tiene un pico de melatonina a las 6 de la madrugada cuando debería tenerlo a las 3, entonces tenemos que administrar melatonina a las 5-6 de la tarde para que ese pico se adelante. Y si hay un adelanto de fase, es decir, el pico de melatonina aparece a las 10 de la noche en vez de a las 3 de la madrugada, tendremos que administrar melatonina entre las 5-7 de la mañana. Esto es así porque en esos momentos del día es cuando el reloj biológico tiene unas ventanas sensibles al efecto de la melatonina. Pero las dosis y las horas de administración de melatonina dependerán del grado de alteración de fase.

Melatonina, administrar sola o en combinación: terapia combinatoria

Este aspecto de la melatonina despierta mucho interés, debido a que gran parte de los tratamientos farmacológicos que se utilizan para distintas enfermedades causan efectos secundarios más o menos importantes y más o menos graves, que incluyen distintas formas de toxicidad a nivel hepático, renal o cardiovascular.

Anteriormente hemos podido ver algunos ejemplos de ello, como en el caso del uso de agentes alfa-bloqueantes y betabloqueantes para el tratamiento de la hipertensión, por ejemplo, que frenan la producción endógena de melatonina pineal.

Otros ejemplos son los tratamientos contra al cáncer; tanto la quimio como la radioterapia provocan efectos secundarios que incluyen daño oxidativo e inflamatorio, pero pueden reducirse si se tratan simultáneamente con melatonina, pues con ello mejorará la respuesta farmacológica. Sin olvidar los propios efectos oncostáticos *per se* de la melatonina, que analizaremos más adelante. Diversas publicaciones avalan este efecto sinérgico de la melatonina con diferentes tipos de quimioterapia durante el tratamiento oncológico. En el ámbito de los medicamentos antiepilépticos, el tratamiento con melatonina también reduce los efectos secundarios, y además la melatonina tiene un efecto antiepiléptico específico que también veremos posteriormente. Otro ejemplo es el uso de la hormona de crecimiento y la melatonina para estimular la formación del callo óseo en fracturas, acelerando así la recuperación. También se están llevando a cabo estudios en modelos animales en los que se ha analizado este efecto combinatorio aplicado a la enfermedad de Alzheimer, obteniendo una mayor eficacia con la terapia combinatoria que con la individual. Otros casos incluyen la terapia de melatonina junto con la metilprednisolona, que mejora significativamente la inflamación y facilita la regeneración y recuperación del tejido dañado. O, por ejemplo, sobre cómo los efectos aditivos de la vitamina D más omega-3 y la práctica de ejercicio para restablecer el reloj biológico alterado durante el envejecimiento, puede lograr mejoras drásticas si se incluye melatonina en la terapia.

En general, estos efectos de terapia combinatoria con melatonina presentan dos vertientes distintas pero paralelas: por un lado, el hecho de que muchos fármacos producen como efectos colaterales daño oxidativo e inflamación y daño mitocondrial, que son contrarrestados con la melatonina; por el otro, que la melatonina es capaz de potenciar los efectos beneficiosos de ciertos fármacos. La importancia de todo ello reside en que se podría reducir la dosis del fármaco que tiene cierta toxicidad si se administra conjuntamente con la melatonina, mejorando así la respuesta terapéutica.

Marcadores para controlar la eficacia del tratamiento con melatonina

Cuando se utiliza cualquier medicamento para el tratamiento de una enfermedad, siempre se dispone de marcadores mediante los cuales se observa el beneficio del tratamiento, y en su caso, la curación del proceso patológico. Normalmente son marcadores que se miden en muestras de sangre, de saliva o de orina, aunque también pueden ser pruebas de imagen para ver la resolución de tumores, la mejora de la irrigación sanguínea de un determinado órgano o tejido, etc.

En el caso de la melatonina, los marcadores que vamos a utilizar dependerán de la indicación para su uso. Por ejemplo, si vamos a usar la melatonina para trastornos del sueño, el mejor indicador es la mejora del sueño. Normalmente no solo preguntamos al paciente si ha mejorado su sueño, sino que hacemos unos test específicos que cuantifican la calidad del sueño, y esa numeración es más eficaz que la mera información subjetiva que nos proporciona dicho paciente.

Pero cuando usamos la melatonina para el tratamiento de las situaciones que hemos comentado, donde existe un estrés oxidativo, inflamatorio y/o un daño mitocondrial, entonces utilizamos marcadores en saliva o en sangre muy específicos, aunque requieren técnicas bioquímicas que normalmente no están implementadas en los laboratorios de análisis clínicos de los hospitales, y por eso suelen hacerse en laboratorios privados. Entre otros, se mide la actividad de las enzimas antioxidantes del organismo, los marcadores de oxidación a proteínas, lípidos y ácidos nucleicos, el ciclo del glutation, un antioxidante fundamental para las células, las citoquinas proinflamatorias y antiinflamatorias, la función mitocondrial, la producción de ATP, entre otros. Estos marcadores son muy eficaces y sirven para valorar si la dosis de melatonina que estamos usando es la adecuada o necesitamos corregirla.

¿Qué alimentos contienen melatonina?

Hemos dicho anteriormente que la melatonina, al igual que en el reino animal, se encuentra en prácticamente en todas las especies vegetales del planeta. Por poner algún ejemplo, la melatonina está relativamente concentrada en granos de café de distinto tipo, siendo el arábica el que contiene más, con 9.600 ng/g, pero desaparece al infusionar. El *Lactarius deliciosus* (níscalo), por ejemplo, también contiene cantidades significativas de melatonina, con 12.900 ng/g, el champiñón común, con 6.400 ng/g y el *Boletus edulis* (seta de calabaza), con 6.800 ng/g. Otros alimentos, entre ellos los pistachos, los tomates y las uvas tintas, ya contienen menos concentración de melatonina, entre 150 y 250 ng/g. Las hierbas medicinales también pueden contener bastante cantidad de melatonina; así, por ejemplo, el *Tanacetum parthenium* (hierba de Santa María) tiene 24.500 ng/g; la *Scutellaria biacalensis* 7.110 ng/g; *Hypericum perforatum* (sus flores, ya que las hojas tienen mucha menos) 4.500 ng/g, etc. Al final en las notas bibliográficas detallo las referencias de estos estudios que han analizado el contenido de melatonina en todo el reino vegetal.[11]

La pregunta que podríamos hacernos es la siguiente: ¿habiendo tantos vegetales que contienen melatonina, no podríamos tomarla en forma de infusiones, o seguir una dieta rica en melatonina gracias a la cual no tuviéramos que consumir melatonina exógena en caso de necesitarla? Pues bien, la respuesta es sí y no. Indudablemente podemos seguir un régimen seleccionando aquellos alimentos que contengan más melatonina, y sumando el contenido de todos ellos, llegar a ingerir la cantidad de melatonina que cada uno necesite. Pero ante semejante hipótesis cabe hacer dos observaciones: una, que estaríamos hablando del arroz negro, por ejemplo, que contiene 200 ng/g. La cantidad diaria de arroz recomendada es de unos 100 g por persona. Esto equivale a 20.000 ng de melatonina. Un miligramo de melatonina equivale a un millón de nanogramos, o, lo que es lo mismo, 20.000 ng de melatonina en el arroz que consumimos equivaldría a 0,02 mg de melatonina. Es decir, que estaríamos tomando una cantidad muy pequeñita de melatonina. Ahora bien, según este esquema podríamos seguir añadiendo distintos componentes a nuestra dieta y llegar a una dosis teóricamente eficaz. Pero debemos tener en cuenta que, si bien la melatonina es bastante resistente al calor, la cocción de los distintos alimentos puede provocar una pérdida significativa del contenido de melatonina, con lo cual obtendríamos unas concentraciones aún más bajas. También podríamos acompañar esta dieta con infusiones de hierbas medicinales, infusiones de café o de otro tipo, y así seguir sumando contenido en melatonina. Bueno, eso de crear dietas «ricas en melatonina» podría ser un ejercicio interesante, e incluso podríamos elaborar un recetario con distintos tipos de alimentos y cantidades de melatonina, que en teoría ingeriríamos en forma de alimentos e infusiones. Quizá, cuando se tratase de trastornos ligeros del sueño, estas dietas podrían ser de ayuda, por supuesto, pero en el caso de patologías más importantes, el contenido de las dietas a base de melatonina sería tan bajo que su efecto terapéutico resultaría prácticamente nulo.

8

Casos prácticos

En este capítulo explicaremos una serie de casos prácticos de clínica humana en los que hemos utilizado la melatonina para prevenir, corregir o curar distintas patologías, y veremos los resultados. Más allá de los trastornos del sueño que ya hemos analizado, y en los cuales la melatonina es el fármaco de elección, plantearemos otras situaciones y valoraremos el efecto terapéutico de la melatonina.

La contaminación lumínica

Una de las principales causas que provocan trastornos del ritmo es el exceso de iluminación que suele haber en nuestras casas, en las calles, en los lugares de ocio, etc. Indudablemente, desde la Revolución Industrial, la cantidad de luz que tenemos en los países industrializados es excesiva; no tenemos más que ver fotografías aéreas de los distintos países por la noche para apreciar dicho exceso. En efecto, ya hemos mencionado que el reloj biológico está controlado por el fotoperiodo, es decir por los cambios luz-oscuridad a lo largo de las 24 horas y que, si bien durante el día la luz mantiene las respuestas que permiten una actividad física y mental adecuada, al atardecer, cuando disminuye la luz ambiental natural, se activan los mecanismos—entre ellos la producción de melatonina—que darán lugar a la etapa de descanso. En consecuencia, este exceso de luz, sobre todo de luz blanca, que nos acompaña diariamente frena estos mecanismos de relajación, ralentiza la producción de melatonina y retrasa el inicio del sueño. Se calcula que el 80 % de la población tiene una deuda de sueño de unas 2 horas diarias, es decir, duerme 2 horas menos de lo que debería (que son 7-9 horas diarias), y eso se manifiesta en forma de cansancio que vamos arrastrando a lo largo de días y meses, en un mayor déficit de atención, reducción de memoria y aprendizaje, y alteración de otros eventos diarios como pueden ser los horarios de alimentación. Pero lo más importante es que se reducen los mecanismos de limpieza que por la noche tienen lugar en nuestro cerebro. En definitiva, todo ello conlleva una mayor acumulación de tóxicos y detritus metabólicos en el cerebro, y una mayor predisposición a padecer enfermedades neurodegenerativas. Por eso, aunque en algunos ámbitos se sostenga que no son necesarias las 8 horas de promedio de sueño, si se duerme menos, aunque aparentemente una persona en concreto no se sienta cansada, al reducir la duración de esa etapa de limpieza cerebral, a medio-largo plazo puede dar lugar a la aparición de serios problemas neurológicos.

Una de las medidas que debemos poner en marcha ante esta situación es cambiar todas las luces de nuestras casas por lámparas cálidas, como máximo de 2.700 K, ya que este tipo de luz cálida no tiene el componente azul que inhibe la producción de melatonina. Así, los mecanismos que inician los procesos de descanso por la tarde se activarán de igual manera. Esta medida debería ir acompañada de una similar en la iluminación de las calles y centros de ocio, es decir, que todas las luminarias deberían ser de luz cálida y de esa forma protegeríamos nuestro reloj biológico y nuestro sistema cronobiológico. Aunque algunas ya se están cambiando, aún falta mucho todavía por hacer.

Y, por último, podría ser de gran utilidad que en algunos casos se administrase melatonina para reforzar el sistema circadiano, que tiende a alterarse por efecto de la luz ambiental blanca, de manera que pudiéramos compensar los trastornos ambientales y mantener una adecuada higiene cronobiótica.

CENAR TARDE Y...

En relación directa con el punto anterior, también hay que tener en cuenta las horas de la ingesta de alimentos, tanto la del desayuno como la del almuerzo y la de la cena. En el caso de un cronotipo intermedio, la hora ideal del desayuno es entre las 8-10 de la mañana, el almuerzo nunca después de las 3 de la tarde, y la cena no más tarde de las 7-8 de la noche, de manera que entre la cena y la hora de acostarse haya un margen de 3-4 h aproximadamente. ¿Por qué este tiempo entre la cena y la hora de acostarnos? Pues precisamente porque es cuando se producen cambios circadianos en algunas de las hormonas fundamentales para el control del metabolismo, como la insulina. A partir de las 7 de la tarde disminuye la secreción de insulina y aumenta la resistencia a la insulina en los tejidos que dependen de ella para introducir glucosa. Así que si cenamos tarde y con una dieta rica en hidratos de carbono, no podremos procesarlos bien, porque hay poca insulina, y la glucosa que proviene de ellos aumenta en sangre, produciendo hiperglucemia. Al carecer de glucosa, el hígado y otros tejidos comienzan a descomponer la grasa almacenada, dando lugar a la formación de ácidos grasos, que se convierten en cuerpos cetónicos, y favoreciendo a su vez la cetoacidosis, en este caso metabólica y diabética. Además, se produce un aumento del metabolismo oxidativo, que oxida los ácidos grasos y genera radicales libres que dañan los tejidos.

Así pues, cenar tarde no es una opción; si queremos mantener un estado de salud adecuado debemos cenar a nuestra hora, ajustando los horarios a nuestro cronotipo y regulando nuestro cronotipo en función de la luz ambiental. Estos dos factores, luz ambiental y cronotipo, deben regir nuestros hábitos de vida si queremos gozar de una salud óptima.

El trabajo por turnos

El trabajo por turnos es un claro ejemplo de cómo puede verse afectado nuestro sistema cronobiótico al alterarse los ritmos de luz-oscuridad a los que estamos sometidos. Existen distintos tipos de trabajos por turnos. En algunos casos son rotativos: por ejemplo, una semana de trabajo por la mañana, una semana por la tarde y una semana por la noche y de nuevo se inicia el ciclo. En otros, se trabaja un día por la mañana, otro por la tarde y el siguiente por la noche. Hay otros trabajos en los cuales predomina el trabajo nocturno sobre el diurno. Y otras modalidades como por ejemplo cuando se trabaja un día por la noche, se tienen dos días de descanso, se vuelve a trabajar por la noche, y así sucesivamente.

En los casos de trabajo por turnos semanales la habituación es relativamente fácil: simplemente, cuando toca trabajar de noche, lo ideal es ponernos unas gafas oscuras al regresar a casa por la mañana, a fin de reducir al máximo la exposición a la luz solar, y en cuanto lleguemos acostarnos en una oscuridad total y dormir un mínimo de seis horas. Lógicamente, los días de trabajo nocturno no tomaremos melatonina, porque podría provocarnos somnolencia, pero el resto de los días sí podemos tomarla para reforzar nuestro sistema circadiano.

En el segundo ejemplo de trabajo por turnos, un día por la mañana, otro día por la tarde y otro por la noche, existe un mayor grado de cronodisrupción, porque no da tiempo a habituarse al nuevo ritmo, ya que lo rompemos cada día. En este caso, la forma de proceder sería similar a la anterior: llegar a casa por la mañana, dormir en completa oscuridad tras el trabajo nocturno, y descansar un número de horas adecuado. Los días en que trabajemos por la mañana y por la tarde, podemos reforzar el sistema circadiano tomando melatonina.

El tercer tipo es quizá el que presenta mayores problemas,

ya que el trabajo continuo por la noche trastoca completamente el ritmo. Sin duda una opción es invertir el ritmo, asumiendo que debemos dormir durante el día y estar activos por la noche. Para ello, debemos administrar melatonina por la mañana al llegar a casa, justo antes de acostarnos, a fin de descansar como si fuera de noche.

Con el cuarto tipo de trabajo por turnos en el que se trabaja una noche, se descansan dos y se vuelve a trabajar una noche, también nos enfrentamos a una situación de riesgo cronobiótico similar, que podemos reducir tomando melatonina durante los dos días de descanso.

La piel

La piel puede considerarse el órgano más grande del cuerpo humano: la de un adulto promedio alcanza una superficie de alrededor de 1,75 m^2. La piel cumple una función fundamental, que es la de proteger el organismo de las agresiones ambientales, incluidos los cambios de temperatura, la radiación ultravioleta, otras radiaciones ionizantes, los tóxicos ambientales, etc. Además, la piel permite controlar la temperatura corporal mediante procesos de vasodilatación y vasoconstricción que tienen lugar en los vasos sanguíneos que la irrigan, y a través de ella también experimentamos diversas sensaciones que afectan tanto positiva como negativamente a nuestro organismo mediante el tacto, la presión, el calor, etc.

El ambioma, que es el conjunto de factores ambientales que afectan tanto positiva como negativamente a nuestro organismo, afecta a su estructura y a su capacidad de protección a través de la piel. Estos factores ambientales negativos que comentábamos más arriba pueden lesionar la piel, produciendo un daño oxidativo, con la consiguiente inflamación y deterioro de las mitocondrias de las células cutáneas. Las células tienen sus propios mecanismos de reparación, que se activan para frenar el deterioro continuo al que se ven sometidas a lo largo de toda nuestra vida, pero con el tiempo estos mecanismos de protección van decayendo, y así vemos cómo la piel envejece con la edad, pierde calidad, pierde capacidad de protección, y reduce su elasticidad y su capacidad de regeneración, entre otros efectos perniciosos. Todo ello repercute en una pérdida de la capacidad de barrera de la piel, y favorece la entrada de tóxicos, microorganismos u otros agentes que pueden pasar a la circulación y dañar seriamente el organismo.

La piel produce melatonina en grandes cantidades, y la utiliza para protegerse de los daños que estamos comentando. Pero, como era de esperar, la melatonina que genera la piel también se reduce con la edad, y por consiguiente disminuye su capacidad de defensa. Podemos pensar que, si tomamos melatonina por vía oral, esa melatonina llegará a la piel, aumentará su concentración local y mejorará sus defensas. Pero, desafortunadamente, la melatonina oral apenas llega a la piel, o llega en unas concentraciones muy pequeñas, de modo que no es una vía de administración útil para regenerar la piel dañada por la edad. Por tanto, la melatonina debe administrarse tópicamente para que sea efectiva, pero con una salvedad. Tienen que ser cremas especialmente diseñadas para la piel, ya que si la melatonina se aplica directamente atraviesa todas sus capas, epidermis, dermis, e hipodermis, y pasa directamente a la circulación sanguínea, sin ejercer ningún efecto protector local. Es decir, la melatonina de estas cremas tiene que ir acompañada de una formulación que permita liberarla de forma lenta y sostenida para que se vaya acumulando en las distintas capas de la piel, y así pueda ejercer sus funciones de protector celular.

Este tipo de cremas, las MEL13, han sido diseñadas en nuestro laboratorio por la doctora Escames, y se han comercializado a través de una *spin-off*, Pharmamel Dermo, creada por nosotros a tal fin. Esta sociedad tiene como principal interés la investigación y desarrollo de todos aquellos productos que tengan un verdadero efecto sobre la piel y ayuden a mantener su capacidad de barrera a lo largo de la edad.

El deporte

El ejercicio físico de mayor o menor intensidad conlleva en todos los casos una activación metabólica del músculo esquelético, un aumento del consumo de nutrientes y el consiguiente aumento de radicales libres, lo cual puede provocar una inflamación local y, llegado el caso, un daño mitocondrial. Este exceso de radicales libres deteriora las fibras musculares y puede producir necrosis, es decir, muerte de las fibras, pero también sirve de estímulo para la formación de nuevas fibras; en otras palabras, el ejercicio físico contiene ese doble componente de daño y regeneración muscular. Pero cuando el ejercicio es intenso, a veces el daño sobrepasa la capacidad de regeneración, y por eso los deportistas toman una serie de suplementos para compensar dicho desgaste.

El ejercicio físico, sobre todo cuando es de competición, también conlleva otros riesgos. A menudo los entrenamientos son por la tarde-noche, al igual que las competiciones, que pueden durar varias horas, y si son frecuentes, el organismo no tiene tiempo de recuperarse completamente del desgaste físico y psicológico. Así pues, por un lado, se induce un estado de cronodisrupción derivado del ejercicio por la tarde-noche, y por otro, un daño muscular significativo.

Fruto de nuestra larga experiencia trabajando con deportistas durante muchos años, utilizamos la melatonina para corregir esta doble disrupción característica del deporte de competición. Hemos observado que los deportistas que entrenan o compiten por la tarde-noche padecen un significativo trastorno del sueño ya que, aunque se acuesten cansados, no duermen o lo hacen de una manera muy ligera que impide un correcto descanso. ¿Por qué ocurre esto? Porque le estamos enviando señales equívocas al reloj biológico: mientras que el reloj espera que aumente la actividad física al levantarnos, y por la tarde espera una reducción de esta para inducir las fases de descanso y sueño, nosotros le estamos enviando señales de una elevada actividad física por la noche, con lo que induce su activación como si fuera de día. Ahí está el problema: se crea un estado de cronodisrupción física, y el reloj dice que no es hora de dormir.

Tomado como objeto de estudio a diferentes grupos de deportistas, de baloncesto, fútbol, y ciclismo, tanto en entrenamientos como en competiciones, y tras analizar esos procesos de cronodisrupción y daño muscular, evaluamos si la administración de melatonina producía efectos beneficiosos en ambos casos. Midiendo los marcadores de inflamación y daño oxidativo, comprobamos el grado de lesión muscular que acompañaba al ejercicio intenso, y cuantificamos el deterioro del sueño.

La idea de usar la melatonina perseguía un doble objetivo, mejorar la calidad del sueño y reducir el daño oxidativo muscular, y en ambos casos obtuvimos el resultado positivo esperado: los deportistas entraban en fase de sincronización de su ritmo sueño-vigilia, y reducían significativamente el daño muscular. Todo ello redundaba en una mejora de su rendimiento deportivo.[12]

En otro estudio evaluamos la secreción de melatonina y su relación con el ejercicio físico por la mañana y por la tarde en jugadores de fútbol profesionales. Se determinaron tanto la calidad del sueño como el cronotipo y el ritmo circadiano de melatonina en los dos grupos de jugadores. El entrenamiento vespertino se asoció significativamente con alteraciones de los ritmos de melatonina, con una menor calidad del sueño debida a la cronodisrupción producida por la luz durante el entrenamiento vespertino, y con un aumento de las lesiones en los jugadores. Por su parte, el entrenamiento matinal tuvo un impacto mucho menor en la calidad del sueño y en las lesiones de los jugadores. Todo ello avala que la alteración del ritmo y la alteración de la melatonina derivada de un proceso de cronodisrupción por el ejercicio nocturno resultan más perjudiciales para los jugadores, ya que estos no disponen de los mecanismos moleculares adecuados para su protección, lo cual es un factor a tener en cuenta con vistas a mejorar el rendimiento deportivo.[13]

Y dado que la melatonina no se considera una sustancia dopante, su empleo en competiciones y entrenamientos resulta altamente aconsejable, aunque siempre bajo control médico.

Las distrofias musculares

En vista de que la melatonina funcionaba tan bien en casos de daño muscular durante el ejercicio, se nos ocurrió que también podría ser de gran ayuda en los casos de distrofias musculares. Nos centramos principalmente en la distrofia muscular de Duchenne, en la que llevamos a cabo un ensayo clínico administrando melatonina y observamos sus efectos tras nueve meses de tratamiento.

La distrofia muscular de Duchenne (y la de Becker en menor medida) es una patología genética fruto de la mutación de un gen que codifica para una proteína del músculo llamada distrofina. Esta proteína es esencial para que cuando el músculo se contrae no colapse los vasos sanguíneos que lo irrigan, pueda seguir recibiendo sangre y, por tanto, pueda seguir manteniendo su función adecuadamente. El problema de la falta de distrofina se traduce precisamente en un déficit de riego sanguíneo cuando el músculo se contrae, lo cual provoca una isquemia con afectación muscular y muerte de las fibras musculares, e induce daño oxidativo, inflamación y daño mitocondrial. Esta situación deriva en un problema muy serio porque los músculos esqueléticos respiratorios fallan, pudiendo llegar a causar la muerte del paciente. No existe un tratamiento específico para esta enfermedad, aunque actualmente se están llevando a cabo diversos ensayos clínicos y se ha conseguido desarrollar tratamientos para ciertos tipos de mutación de la distrofina con relativo éxito. Por tanto, la idea de suministrar melatonina a estos pacientes perseguía mejorar la función del músculo esquelético, intentar reducir la muerte de las fibras musculares y mantener el músculo en un estado lo suficientemente bueno para que, cuando se logre obtener un tratamiento definitivo, el músculo pueda responder adecuadamente.

El estudio se llevó a cabo en diez pacientes de un promedio de 12 años de edad a quienes se les administraron dos dosis de melatonina: una dosis de 10 mg a las 9 de la mañana, y otra dosis de 60 mg a las 21 h. ¿Por qué esta pauta terapéutica? Si consideramos el ritmo circadiano normal de melatonina, este tiene un pico por la noche de unos 80-100 pg/mL, mientras que por la mañana alcanza unos niveles de unos 10 mg/mL como máximo. Se registra una presencia de melatonina aproximadamente 6-8 veces mayor por la noche que por el día. De ahí que para mantener esa diferencia noche/día utilicemos esa pauta de administración. Los pacientes fueron sometidos a estudio a los 3, 6 y 9 meses del inicio de la administración de melatonina, y se determinaron marcadores de inflamación y daño oxidativo, así como marcadores de daño muscular y hepático.

Los resultados fueron muy prometedores, pues la administración de melatonina redujo el principal marcador de daño muscular, que es la creatina quinasa (CK); redujo los marcadores de daño hepático, y redujo significativamente los marcadores de daño oxidativo e inflamación, mejorando asimismo la capacidad de defensa de la fibra muscular frente al daño. Como se trataba de un ensayo clínico y su duración era de 9 meses no se prolongó más allá de esa fecha el tratamiento de este grupo de pacientes, aunque en otros casos similares el tratamiento con melatonina duró más tiempo.[14]

Este es un ejemplo de cómo la melatonina ya puede aplicarse en patologías severas para reducir, no para curar, el daño de un tejido, en este caso producido por un defecto genético.

La esclerosis múltiple

Esta enfermedad se engloba dentro de las enfermedades autoinmunes del sistema nervioso central. Se trata de un daño en la capa de mielina que recubre las fibras nerviosas, y que actúa como un aislante de la conducción de los impulsos nerviosos. Por tanto, afecta al cerebro, a la médula espinal y a la conexión entre la periferia y el sistema nervioso central. Puesto que los nervios se extienden por todo el cuerpo y llegan a los distintos órganos y tejidos, esta enfermedad puede manifestarse de muchas formas diferentes: alteración del equilibrio, dificultad para mover brazos y piernas, afectando también a la capacidad de caminar, problemas de coordinación y debilidad musculares, afectación del tracto digestivo y/o urinario, alteración de la visión, dolor, espasmos, dificultad respiratoria, etc. Se habla de una predisposición genética, así como de infecciones por virus, déficit de vitamina D o tabaquismo, pero no hay una determinada causa conocida. La prevalencia de la enfermedad afecta a unos tres millones de afectados en todo el mundo, y es la causa más común de afecciones neurológicas entre los jóvenes.

A consecuencia de la falta de mielina se produce una reactivación inflamatoria local, que a su vez estimula la producción de radicales libres; estos provocan un daño oxidativo y deterioran en mayor medida la melina, dando lugar así a un círculo vicioso entre inflamación y estrés oxidativo que destruye cada vez más la mielina. El tratamiento de esta enfermedad se centra tanto en controlar los brotes como la sintomatología, que puede ser muy distinta de un paciente a otro, tal como ya apuntábamos más arriba, y emplea antiinflamatorios —corticoides y otros medicamentos—, así como terapias de rehabilitación.

Al tratarse de una enfermedad con inflamación y daño oxidativo, pensamos que la melatonina podría resultar muy eficaz para esta patología. En efecto, en modelos animales de esclerosis múltiple la melatonina se ha convertido en un tratamiento muy eficiente para contrarrestar los procesos de desmielinización a nivel del cerebro, y a la vez contrarrestar el daño mitocondrial inducido por el estrés oxidativo e inflamatorio que se produce en estos modelos. Asimismo, la melatonina creó un efecto sinérgico con corticoides para reducir la neuroinflamación. El tratamiento con melatonina en pacientes con esclerosis múltiple también mejora la fuerza muscular, la destreza, el equilibrio, el humor y los aspectos cognitivos.[15] Otros estudios han referido que tras doce semanas administrando melatonina a pacientes con esclerosis múltiple, la disfunción cardiaca se redujo y el estrés oxidativo se compensó. La melatonina también tiene efectos beneficiosos en la regulación de los linfocitos, que va en paralelo a la remisión de la enfermedad.

Todos estos datos avalan el uso clínico de la melatonina en la esclerosis múltiple, del cual hemos extraído experiencias muy positivas. Actualmente, también se están desarrollando varios ensayos clínicos para evaluar la dosis más efectiva de melatonina como terapia aplicada a esta enfermedad.

Las neuropatías periféricas

Las neuropatías periféricas engloban una gran cantidad de enfermedades caracterizadas por una afección de los nervios motores y sensitivos, y además son de carácter hereditario. Entre ellas destaca la neuropatía de Charcot-Marie-Tooth (CMT) que presenta varias formas o fenotipos. La CMT1A es la más predominante, pues afecta a un 70 % de los pacientes. Va acompañada de una reducción de la velocidad de la conducción nerviosa y de desmielinización. Esto quiere decir que el déficit de mielina en las fibras nerviosas produce una alteración de las señales de la conducción nerviosa. Estos pacientes también presentan un elevado nivel de procesos inflamatorios locales y estrés oxidativo, que favorecen y prolongan el daño en las fibras nerviosas. No existe un tratamiento específico para esta patología, que afecta a los niños. Se suele recurrir a la fisioterapia o terapia ocupacional, y cuando existe un daño muscular con alteraciones de la marcha, se utilizan férulas u otro tipo de soportes para reducir la incapacidad motora. Al no haber ningún tratamiento específico, se puede administrar algún tipo de analgésicos para el dolor nervioso, pero poca cosa más.

Por tanto, estamos ante otra patología que presenta inflamación, daño oxidativo y disfunción mitocondrial, de nuevo la tríada para la cual la melatonina se muestra altamente eficaz. Por eso mismo, hace unos años llevamos a cabo un estudio clínico administrando melatonina a un grupo de estos pacientes y evaluando su efectividad a lo largo de los nueve meses que duró el tratamiento. Los resultados, documentados y publicados, demostraron que se había producido una reducción significativa del daño oxidativo e inflamatorio que se correlacionaba con una reducción del proceso degenerativo nervioso.[16] En estudios más recientes se ha observado una mejora clínica de estos niños. Sin la menor duda, se precisan más estudios y más prolongados, con un mayor número de pacientes, para poder establecer cuál es la dosis adecuada y específica de melatonina a fin de mejorar esta situación, y si es posible algún sinergismo con otro medicamento. Pero en todo caso, según nuestra experiencia con pacientes de neuropatía periférica, hemos constatado mejoría sensitivo-motora, mayor o menor dependiendo de la gravedad de la dolencia en el momento en que se inicia el tratamiento.

La fibromialgia y la fatiga crónica

Estos dos trastornos suelen ir de la mano. El síndrome de fatiga crónica es una afectación que induce, como su nombre indica, un cansancio exagerado que no desaparece con el descanso y que persiste a lo largo del tiempo, incapacitando a la persona para realizar cualquier tarea de la vida diaria. Cualquier esfuerzo, por mínimo que sea, lo único que consigue es agravar ese estado de fatiga que va acompañado de dolores musculares, dolores articulares, cefaleas y afectación cognitiva. También puede presentar otros síntomas como alteraciones digestivas, e incluso mareos, de mayor o menor intensidad, y que hacen que esta persona esté incapacitada en distinto grado, pues se trata de una enfermedad crónica. También se conoce como encefalomielitis miálgica, cuyos síntomas incluyen la aparición de ganglios linfáticos en cuello y axilas, fotofobia, acompañada de sensibilidad excesiva al sonido, entre otros. No existe una causa conocida, aunque se habla de causas genéticas originada por infecciones, trauma psicológico o físico, y también podría tener alguna relación con la discapacidad mitocondrial para producir la energía necesaria destinada a que las células realicen sus tareas.

Por otra parte, la fibromialgia también es una enfermedad crónica que provoca dolor, de etiología, asimismo, desconocida y que suele ir acompañada de fatiga crónica, alteraciones del sueño y depresión. El dolor, que es el principal síntoma de esta enfermedad, resulta discapacitante, e impide que el paciente pueda realizar sus tareas cotidianas de forma adecuada. Para que la fibromialgia se considere como tal, requiere que el paciente atestigüe un historial de dolor durante los tres últimos meses como mínimo, y que este se localice específicamente en 11 de 18 puntos sensibles dolorosos durante el examen físico. Esta enfermedad afecta hasta a un 4 % de la población, y es once veces más frecuente en mujeres que en hombres, al igual que ocurre con la fatiga crónica. Y también como en la fatiga crónica, es una enfermedad incurable: no existe un tratamiento específico para tratarla y se suele recurrir a antidepresivos, antiinflamatorios, hipnóticos, relajantes musculares y ocasionalmente opiáceos como medios paliativos.

La cuestión principal es que en estas enfermedades también se dan trastornos del sueño. El trastorno del sueño es un reflejo del trastorno del reloj biológico central y, por tanto, se ha planteado que podría ser una enfermedad derivada de un proceso de cronodisrupción múltiple que provoca no solo la alteración del sueño, sino también la alteración de los ritmos de otros sistemas como el sistema inmunitario, el sistema antioxidante endógeno y el propio ritmo de actividad mitocondrial. El conjunto de todas estas alteraciones podría converger en las manifestaciones clínicas que comentamos.

A la vista de esta descripción, nosotros pensamos que la melatonina podría tener efectos beneficiosos en estos dos síndromes. ¿Cómo puede beneficiar la melatonina a estos pacientes? Por un lado, y fundamentalmente, restableciendo el sistema circadiano, resincronizando el reloj biológico central y, como consecuencia de ello, normalizando todos esos ritmos alterados que acabamos de comentar. Además de mejorar el sueño, la melatonina también resincroniza el ritmo circadiano de los neurotransmisores cerebrales, cuya alteración se ha relacionado con algunos síntomas centrales de estas patologías. La suma de los efectos de la melatonina sobre el reloj biológico central y sobre los neurotransmisores cerebrales podrían resultar en una disminución de la intensidad de los síntomas.

En los estudios realizados en pacientes de fibromialgia y fatiga crónica, y que ya publicamos en su momento, podía observarse cómo, en efecto, la administración de melatonina tenía un efecto muy beneficioso en ambos síndromes. En vista de los resultados, dedujimos que este tratamiento no solo normalizaba el sistema circadiano central, sino que también resultaba beneficioso para aquellos pacientes, que presentaban un proceso de inflamación crónica y estrés oxidativo elevados.[17]

La depresión

La depresión es un trastorno del estado de ánimo caracterizado por repentimos cambios de humor, acompañados de tristeza, abatimiento y melancolía, entre otros síntomas. También se la asocia con ciertas alteraciones cognitivas derivadas de un disturbio de los neurotransmisores cerebrales, con una reducción o incapacidad de mantener relaciones sociales adecuadas, y con el aislamiento social. La clasificación de los trastornos depresivos es muy amplia, de modo que no los abordaremos en profundidad porque este no es el lugar más apropiado para hacerlo. Pero sí nos referiremos a un trastorno depresivo mayor que requiere un tratamiento distinto de otros trastornos depresivos reactivos a determinadas causas. La fisiopatología de la depresión es múltiple, y en ella confluyen una serie de factores genéticos, psicológicos, de estrés crónico, etc., con un desequilibrio de algunos neurotransmisores cerebrales como la serotonina, la dopamina y la noradrenalina. También existen alteraciones estructurales cerebrales que acompañan a estos cambios neuroquímicos.

El tratamiento de la depresión es muy complejo y aquí no podemos simplificarlo, pero básicamente consiste en una serie de terapias dirigidas a mejorar la percepción cognitiva, como, por ejemplo la psicoterapia, los antidepresivos, cada uno de ellos específico para un determinado tipo de trastorno depresivo, el electroshock o la estimulación magnética transcraneal son algunos de los tratamientos más conocidos. Lógicamente, el tratamiento debe de incluir cambios en los hábitos de vida, tales como una mayor socialización y la actividad física, que contribuyen a aliviar los síntomas depresivos, o la meditación y el *mindfulness*, que ayudan en gran medida a tomar conciencia de la propia autovalía, fundamental para superar la depresión.

Y a continuación hablaremos del papel que puede desempeñar la melatonina en los trastornos depresivos. Por un lado, conviene recordar que la melatonina deriva de la serotonina en la vía de síntesis a partir del triptófano y, por tanto, ambas presentan cierta analogía estructural que nos hace pensar que la melatonina tiene efectos serotoninérgicos frente a la depresión. En efecto, entre otras curiosidades, se ha demostrado que un receptor de melatonina y otro de serotonina se unen para formar un complejo receptor múltiple sobre el cual puede actuar tanto la serotonina como la melatonina y que, como fruto de la acción de ambas, estos receptores activarían una respuesta antidepresiva que tendría en la melatonina a uno de sus actores principales.

En segundo lugar, es bien sabido que la alteración crónica del sueño puede inducir a la depresión, y en estas situaciones se da una disminución de la producción de melatonina, así como una alteración de su ritmo circadiano. Esta alteración de la melatonina, junto con la alteración del cortisol, pueden ser factores desencadenantes del trastorno depresivo. En consecuencia, otro componente del efecto antidepresivo de la melatonina puede derivarse de su capacidad para resincronizar el sistema circadiano, incluido el ritmo de cortisol. En tercer lugar, los estudios realizados últimamente por G. Benítez-King, del Instituto Nacional de Psiquiatría, en México, han demostrado que la administración simultánea de melatonina y ketamina tiene un efecto sinérgico muy importante como terapia antidepresiva, y además provoca la neurogénesis.[18] En cuarto lugar, existe un derivado de la melatonina del que ya hemos hablado, la agomelatina, con propiedades antidepresivas muy potentes que se ha utilizado fundamentalmente en casos de depresión mayor con muy buenos resultados. Hay que tener en cuenta que en la depresión mayor el trastorno del ritmo de melatonina es más elevado que en otros trastornos depresivos.

En resumen, en vista de las propiedades antidepresivas de la melatonina y su relación con los receptores de serotonina, y la actividad antidepresiva de los medicamentos inhibidores de la recaptación de serotonina, pensamos que el uso de melatonina asociada con dichos medicamentos puede tener un efecto sinérgico muy positivo en algunos trastornos depresivos.

Trastorno afectivo estacional

Se trata de una alteración del humor caracterizada por episodios recurrentes de depresión a lo largo de los cambios estacionales. Normalmente presenta episodios depresivos al final del otoño o el invierno que remiten en primavera o en verano. Por lo general, incluye síntomas como hipersomnia, hiperfagia y fatiga persistente, además de los típicos síntomas depresivos que ya hemos analizado. La prevalencia oscila entre el 1 y el 10 % de la población dependiendo del país y de la latitud o zona geográfica. Esta enfermedad se relaciona con trastornos circadianos del ritmo, así como con alteraciones de los niveles de melatonina y serotonina, lo cual da a entender que se trata de una patología de origen circadiano.

Precisamente, en unos estudios sobre esta enfermedad, se ha observado que existe un retraso de fase significativo de entre 3-5 h en la acrofase o pico nocturno de melatonina, lo que habla en favor de una alteración del reloj biológico central. Por tanto, podemos considerarlo un trastorno circadiano.

En este estado de cosas, y conociendo cómo se puede manejar la melatonina para producir adelantos o retrasos de fase y ajustarlos al cronotipo, está claro que nosotros podemos administrar melatonina, por ejemplo, a las 5-6 h de la tarde, con lo cual provocaremos un adelanto de fase del ritmo, y por consiguiente ajustaremos el nuevo pico de melatonina a la hora correcta. En efecto, diversos estudios realizados en este sentido han demostrado que en cuanto se contrarresta este retraso de fase con la melatonina, desaparecen los síntomas. No obstante, faltan más estudios para poder concluir de una manera taxativa que la melatonina es el tratamiento de elección para esta patología.

Trastorno por déficit de atención e hiperactividad

El trastorno por déficit de atención e hiperactividad (TDAH) es una alteración del neurodesarrollo de los niños que se caracteriza por falta de atención, que puede ir acompañada de hiperactividad. Este estado puede afectar en el ámbito psicológico, social, y académico, entre otros. El inicio de los síntomas suele ocurrir antes de los 12 años y suele asociarse con otras posibles alteraciones. La prevalencia de esta enfermedad en niños y adolescentes es de un 7 % aproximadamente, aunque predomina más entre los niños, y se mantiene hasta un 3 % entre adultos. Aunque se presenta inicialmente en forma de hiperactividad, durante el neurodesarrollo los síntomas van derivando hacia el estado de déficit de atención. Las causas aún no se conocen del todo, y tiene un componente multifactorial, que incluye aspectos genéticos, sociales, o socioeconómicos, y se calcula que hasta un 75 % de los casos presentan factores hereditarios.

Entre los mecanismos desencadenantes pueden concurrir infecciones, activación del sistema inmunitario y neuroinflamación, que acompañan al desarrollo, activando las vías metabólicas del metabolismo del triptófano. La neuroinflamación y las moléculas proinflamatorias que se producen como consecuencia de ello generan a su vez una respuesta de estrés oxidativo que daña determinadas zonas cerebrales y puede influir en la aparición de los síntomas de la enfermedad. En efecto, el grado de inflamación y estrés oxidativo se ha asociado con la severidad de los síntomas del TDAH.

También se ha sugerido que una alteración del eje hipotálamo hipofisario suprarrenal, responsable de la producción de cortisol, puede desempeñar un papel fundamental en el TDAH. Asimismo, la alteración del ritmo circadiano del cortisol puede venir acompañada de un aumento de la secreción del cortisol tras levantarse por la mañana, lo cual podría ser indicativo de una inadecuada regulación de esta hormona antiinflamatoria.

El tratamiento del TDAH incluye una combinación de terapias psicológicas y conductuales con otras farmacológicas que emplean distintos medicamentos destinados a facilitar el control de las respuestas. No obstante, se desconoce hasta qué punto estos tratamientos pueden afectar al ritmo y producción de cortisol, y al grado de inflamación y de estrés oxidativo.

De ahí que evaluáramos la variación de cortisol y de los marcadores de estrés oxidativo en niños con TDAH bajo tratamiento. Los resultados mostraron una mejora del estrés oxidativo, una mejora del perfil inflamatorio y una modulación de la producción de cortisol, todo lo cual indicaba una mejora clínica de estos pacientes.[19]

Como estos niños, además de las manifestaciones que acabamos de reseñar, también suelen padecer trastorno del sueño, se consideró la conveniencia de aplicar melatonina como cotratamiento. La melatonina debe de considerarse como un cotratamiento de elección en estos pacientes, precisamente, por la presencia de neuroinflamación y estrés oxidativo y por la alteración del ritmo circadiano del eje hipotálamo-hipofisario-suprarrenal, y más en concreto de la producción de cortisol, con lo cual la melatonina bajará la inflamación, reducirá el estrés oxidativo y restaurará el ritmo circadiano normal de la producción de cortisol. Todo ello redundará en un indudable beneficio para los pacientes, que se sumará al beneficio aportado por el tratamiento médico habitual. Algunos estudios han concluido que la administración de melatonina por vía oral tiene efectos beneficiosos, aunque no exista trastorno del sueño, lo cual avala las otras indicaciones de la melatonina que ya hemos mencionado. No obstante, hacen falta más estudios y ensayos clínicos que demuestren la efectividad de la melatonina en estos casos.

La epilepsia

Se trata de una enfermedad neurológica que afecta a cualquier edad, y se caracteriza por la presencia de convulsiones de diferente tipo y duración. La epilepsia pertenece a un grupo de enfermedades que pueden ser focalizadas o generalizadas. Las causas pueden ser múltiples: una lesión cerebral, por ejemplo, un traumatismo, una secuela de enfermedades infecciosas cerebrales, a consecuencia de un tumor, o por una predisposición genética a padecerla. Como siempre sucede en medicina, podemos conocer la causa o no conocerla, en cuyo caso le llamaremos epilepsia idiopática.

Como se trata de un proceso que ocurre en el sistema nervioso central, y las convulsiones dañan el tejido cerebral, se produce muerte neuronal, uno de cuyos componentes más importantes es la excitotoxicidad, de la cual ya hemos hablado, y que depende de la activación de los receptores tipo NMDA de glutamato. En consecuencia, nos enfrentamos a una situación de daño neuronal, que desencadena una reacción inflamatoria o neuroinflamación, y a su vez provoca un daño oxidativo que culmina en un deterioro mitocondrial de las neuronas. La consecuencia es la muerte neuronal, que, además, puede condicionar distintas afectaciones en función del área del cerebro donde se produzca el daño.

En nuestro laboratorio hemos desarrollado diferentes modelos de epilepsia en ratas para estudiar la eficacia y el mecanismo de acción de la melatonina, a fin de reducir las convulsiones y mejorar la respuesta y la conducta del animal. Ya se sabía que la extirpación de la glándula pineal en algunos animales produce convulsiones. Dadas las propiedades que la melatonina posee para inhibir los receptores excitadores NMDA de glutamato y activar los receptores inhibidores de GABAA, se barajó la hipótesis de que la melatonina podría tener un efecto muy beneficioso en la epilepsia. Y los resultados obtenidos con la melatonina en estos modelos animales de epilepsia lo confirmaron: conseguimos reducir la excitotoxicidad y la neuroinflamación, normalizar el equilibrio de los neurotransmisores excitadores inhibidores frenando el glutamato y activando el GABA, redujimos las convulsiones, su duración y su número, y evitamos el deterioro neuronal que causaban.

Tras obtener estos excelentes resultados llegó el momento y la oportunidad de trasladar a la clínica el uso como anticonvulsivante de la melatonina. El caso fue de una niña de 24 meses de edad que padecía una epilepsia mioclónica severa, refractaria a cualquier tipo de tratamiento farmacológico. Esta paciente llegó a nuestro hospital en coma, con 10-15 convulsiones tónico-clónicas al día de 10 minutos de duración cada una, alimentación parenteral y pocas posibilidades de salir adelante. En su momento se contactó con el Ministerio de Sanidad para solicitar el uso compasivo de melatonina para tratar este caso. El término «uso compasivo» se emplea cuando no existe ningún otro tratamiento, y se opta por utilizar un medicamento que, si bien no está indicado específicamente para esa enfermedad, puede tener posibilidades de éxito.[20]

Antes del tratamiento, esta paciente presentaba un electroencefalograma totalmente desorganizado, con muchos elementos hipervoltados de 4 a 6 ciclos por segundo, típico de una disfunción importante (véase figura 3). Entonces se inició el tratamiento con melatonina, en dosis de 100 mg por la noche y 20 mg por la mañana, para mantener la diferencia entre la concentración máxima y mínima de melatonina a lo largo de las 24 horas del día. A los dos meses de tratamiento el electroencefalograma se había normalizado totalmente. Para entonces, la paciente salió del coma y empezó a alimentarse por vía oral normalmente, y a los pocos meses se le dio el alta y volvió con su familia para seguir asistiendo a clase, ya que, pese a presentar cierto retraso mental debido a que desde los 6 meses de su nacimiento había estado sufriendo convulsiones sin cesar, podría seguir haciendo vida normal. Lo interesante del caso es que, aproximadamente al año de haber iniciado el tratamiento se decidió que abandonase la melatonina porque, en apariencia, la niña estaba perfectamente controlada y no había vuelto a sufrir ninguna convulsión. Pero fue dejar el tratamiento, y al poco tiempo las convulsiones volvieron a aparecer, lo cual obligó, como no podía ser de otro modo, a reinstaurar urgentemente el tratamiento con melatonina. En las notas bibliográficas del final de este libro se adjunta la referencia de este caso clínico.[20]

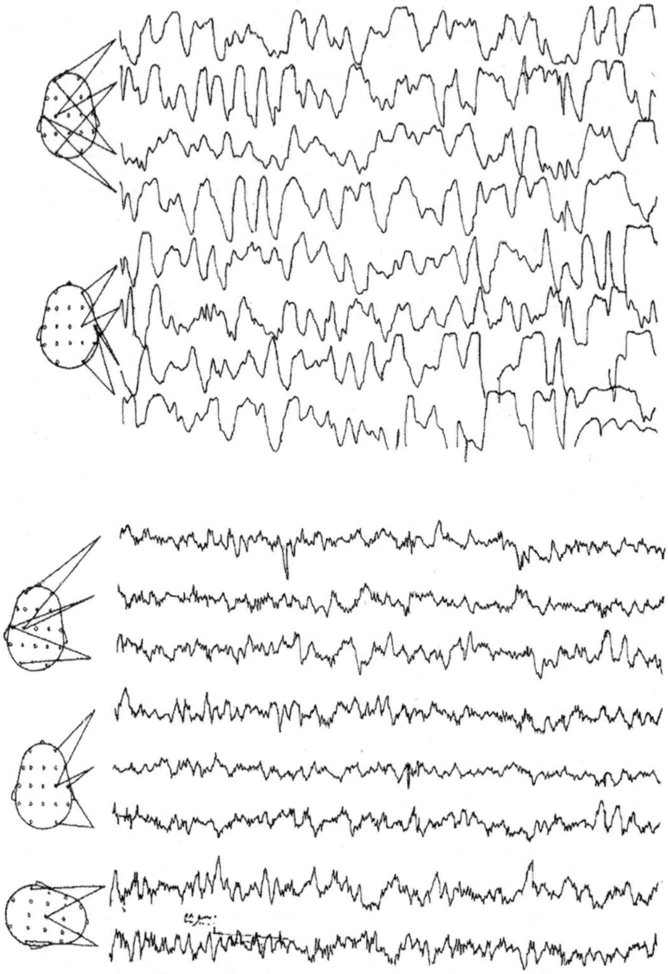

Figura 3. Registro del EEG antes (arriba) y después (abajo) del tratamiento con melatonina en la paciente descrita en el texto. La actividad eléctrica se registró en reposo con los ojos abiertos. Arriba: La actividad bioeléctrica está desorganizada y se evidencian numerosos elementos hipervoltados a 4-6 ciclos por segundo, típicos de una disfunción grave. Abajo: La actividad bioeléctrica no presenta alteraciones significativas. Escala: 0,4 mm de altura = 50 V; 2 cm de longitud = 1 s. © John Wiley & Sons, Inc., *Journal of Pineal Research*.

La conclusión que podemos extraer es que debido a los componentes tan característicos de la epilepsia—neuroinflamación, estrés oxidativo y daño mitocondrial—, sumados a la excitotoxicidad propia del proceso que acompaña a la muerte neuronal, la melatonina aquí ha funcionado de una manera significativa, contrarrestando las manifestaciones principales de la enfermedad y permitiendo una evolución positiva de la paciente. Por todo ello, la melatonina debe ser tenida en cuenta por su eficacia contrastada en el tratamiento de la epilepsia tanto infantil como en adultos.

La mucositis

La mucositis consiste en la aparición de úlceras en la boca y en todo el tracto gastrointestinal causadas por ciertos tratamientos oncológicos, fundamentalmente en cáncer de cabeza y cuello, ya que la radioterapia se dirige a esa zona del cuerpo precisamente, aunque la quimioterapia también puede provocarla. La gravedad de las lesiones es tal, y el dolor tan intenso, que el paciente no puede comer, ni siquiera tomar agua, y muchas veces hay que interrumpir el tratamiento oncológico hasta que se haya recuperado. Lógicamente, al detener el tratamiento, el tumor vuelve a crecer incluso de una manera más agresiva, con lo cual las posibilidades de éxito terapéutico también se reducen.

Para estudiar la fisiopatología de la mucositis en nuestro laboratorio, se llevaron a cabo diversos estudios en modelos animales a los que se les irradió la boca y se les indujo mucositis. El estudio de esas lesiones, realizado por la doctora Escames, demostró la existencia de inflamación local y estrés oxidativo con daño mitocondrial, que además reducía la producción de melatonina por parte de esas células bucales. Por tanto, estábamos ante una clara manifestación de la tríada diana de la melatonina, es decir, inflamación, daño oxidativo y mitocondrial, en este caso acompañada también de un déficit de melatonina endógena.

La administración de melatonina, que en animales suele hacerse por vía intraperitoneal, sin embargo, solo proporcionó una ligera mejoría en las úlceras orales y gastrointestinales. Cuando se analizó por qué no era muy efectiva, se descubrió que la melatonina administrada por vía intraperitoneal no alcanzaba la concentración suficiente en la mucosa oral y gastrointestinal, y al no restablecer el nivel normal de melatonina, las lesiones no desaparecían. Entonces se desarrolló una nueva formulación de melatonina en forma de gel y se aplicó directamente en la boca. Ahora sí, la administración de un gel de melatonina por vía oral, que además, al ser deglutido, protegía todo el tracto gastrointestinal de la rata, redujo el cien por cien las úlceras provocadas por la radioterapia.

Esta formulación en forma de gel se patentó, y una multinacional farmacéutica adquirió la licencia para desarrollar el ensayo clínico en pacientes. El ensayo clínico fue un éxito, la aplicación del gel de melatonina en pacientes que padecían cáncer de cabeza y cuello con síntomas de mucositis redujo drásticamente las ulceraciones, y los pacientes pudieron continuar con el tratamiento. Los resultados de este estudio también han sido publicados, garantizando con ello la idoneidad del tratamiento para esta patología.[21]

El cáncer

Hablar de cáncer es hablar de una enfermedad que engloba múltiples manifestaciones de causas, daños y secuelas. Se produce porque las células de un tejido u órgano se alteran, mutan, y empiezan a dividirse sin control. Curiosamente, estas células, antes de mutar, poseen un reloj biológico, como cualquier otra, que entre otras funciones regula su división, pero al hacerse cancerígenas producen una proteína que bloquea el reloj para poder dividirse sin control. Además, estas células tumorales tienen la capacidad de infiltrarse en el tejido normal y destruirlo. En función del órgano o tejido donde se produce la tumoración, las manifestaciones clínicas serán de mayor o menor gravedad, y la evolución será más o menos rápida. Podríamos decir que algunos tipos de cáncer vienen determinados por mutaciones de genes específicos, pero la gran mayoría no se produce por la mutación de un gen, sino que puede deberse a la mutación de entre cien y trescientos genes distintos. En este sentido, tras un estudio en el que se analizaron una gran cantidad de genes del genoma humano en una población normal y en una población con cáncer, los mismos genes que estaban mutados en la población normal y no producían ningún efecto, en la otra sí provocaban cáncer. Así pues, no sabemos exactamente cómo se regulan esos genes y por qué en unos casos producen cáncer y en otros no. Sin embargo, sí sabemos que hay algunos factores de riesgo que predisponen a padecer cáncer: la falta de sueño, una mala alimentación, el tabaco, el alcohol, las drogas, el sol en exceso, etc., son algunos de ellos.

Ya hemos dicho que una de las funciones de la melatonina es regular el ritmo circadiano de la división celular. Por tanto, esta división celular descontrolada, característica del cáncer, podría contrarrestarse con un tratamiento adecuado a base de melatonina. Por otro lado, el cáncer se acompaña de una hipofunción mitocondrial: las mitocondrias no funcionan, y la célula tumoral obtiene energía a través de una vía extramitocondrial llamada glucólisis anaerobia (sin necesidad de oxígeno, al contrario que las mitocondrias, que sí lo necesitan). Teniendo esto en cuenta, un tratamiento con melatonina podría potenciar la función mitocondrial y destruir la célula tumoral.

Existen más de 3.700 trabajos científicos recogidos en la base de datos científica PubMed que estudian, tanto en modelos animales como en cultivos celulares y en pacientes, el efecto de la melatonina como tratamiento antitumoral. En estos trabajos se estudian tanto los mecanismos de acción de la melatonina como su capacidad oncostática y antitumoral. También se han utilizado una serie de derivados y análogos de la melatonina, cuyas propiedades podrían resultar beneficiosas para estos tratamientos.

Como no podría ser de otro modo, en nuestro laboratorio, pionero a escala mundial en el estudio de la melatonina, sus efectos y mecanismos de acción, no podía faltar una línea de investigación sobre melatonina y cáncer. Llevada a cabo principalmente por la doctora Escames, se han desarrollado modelos experimentales en ratones y en cultivos celulares de células cancerígenas provenientes de cáncer de cabeza y cuello de pacientes, y se ha estudiado tanto *in vitro* como *in vivo* el modo en que la melatonina ataca y destruye las células tumorales, y reduce la resistencia a la quimioterapia.[22] Estos estudios han demostrado la altísima capacidad de la melatonina para destruir por completo las células tumorales en cultivo. La eficacia de la melatonina a este respecto es asombrosa. Sin embargo, cuando la melatonina se administra a ratones con tumores, la eficacia disminuye drásticamente. ¿Qué está ocurriendo aquí? Finalmente, se comprobó que cuando la melatonina se añade a la placa de Petri, donde se encuentran las células tumorales en cultivo, entra en la célula, y una vez allí, la mata. Pero cuando administramos melatonina al ratón vivo, ya sea por vía intravenosa, intramuscular, o subcutánea, la melatonina no entra en el tumor. El tumor está rodeado por una cápsula que impide la entrada de prácticamente cualquier sustancia, y la melatonina, aunque es una molécula muy pequeña, tampoco entra en la célula tumoral en cantidades suficientes, y por eso la melatonina no tiene el mismo efecto en el animal vivo que en cultivo. El siguiente paso es aparentemente fácil: buscar el modo de que la melatonina pueda entrar en el tumor tras su inoculación al ratón. En efecto, si se inyecta una solución de melatonina, que hemos patentado, directamente en el tumor las células tumorales se mueren, al igual que ocurría en la placa de Petri. Actualmente, se está trabajando para, además de esta vía, utilizar algún vehículo que de alguna manera sea capaz de romper esa cápsula tumoral y libere la melatonina dentro del tumor una vez administrada.

Por otro lado, la melatonina está adquiriendo especial relevancia en el cotratamiento del cáncer, ya que todos los tratamientos actuales como la quimio y radioterapia, causan la muerte de las células tumorales, pero también matan las células sanas, dando lugar a un proceso de inflamación local y de estrés oxidativo que reduce la eficacia de dichos tratamientos y provoca una serie de efectos colaterales o secundarios característicos del tratamiento antitumoral. De ahí que se esté utilizando la melatonina para reducir los efectos colaterales del tratamiento del cáncer con unos resultados muy buenos, porque mejora considerablemente la eficacia de la quimio y la radioterapia, así como la calidad de vida del paciente.

La diabetes

La diabetes mellitus es una enfermedad que provoca principalmente un aumento descontrolado de los niveles de glucosa en sangre. Ello es debido a que el páncreas no es capaz de producir suficiente insulina, que es la hormona encargada de regular la glucosa en sangre, o bien que no es capaz de hacer efecto, en lo que se conoce como resistencia a la insulina.

Inicialmente se ha clasificado como diabetes tipo 1 (DMT1) y diabetes tipo 2 (DMT2). La DMT1 aparece en la edad infantil, debido a un proceso autoinmune que destruye las células que producen insulina en el páncreas, mientras que la DMT2 suele aparecer a partir de los 40 años, debido a que la vida sedentaria y la obesidad reducen la acción del receptor de la insulina, y por consiguiente oponen una especie de resistencia a su actividad reguladora. Hoy en día se contabilizan hasta cinco tipos distintos de diabetes, de los cuales la más frecuente es la llamada DMT3c, que depende de un daño o lesión en el páncreas, como por ejemplo la pancreatitis, y que da lugar a un déficit de insulina. Sea cual sea el tipo de diabetes que se padezca, finalmente lo que ocurre es que la glucosa no puede entrar en la célula, impidiendo que sus metabolitos llegue a la mitocondria, reduciendo la producción de energía. A consecuencia de ello se produce una disfunción mitocondrial y un déficit bioenergético, acompañados de un estrés oxidativo muy significativo.

El aumento de glucosa en sangre, al no poder entrar en los tejidos porque no hay insulina, o la insulina no actúa (dando lugar a la hiperglucemia), tiene varias consecuencias: en primer lugar aumenta la concentración en sangre, y por tanto la sangre atrapa más agua para reducir esa concentración, aumentando a su vez el volumen circulante de sangre, creando una sobrecarga cardiaca y provocando hipertensión, entre otras consecuencias; en segundo lugar, este exceso de glucosa tiene que ser metabolizado y, como no lo hace por la vía normal, se metaboliza a través de otra vía dependiente de una enzima que se llama aldosa reductasa, y que transforma la glucosa en sorbitol. Durante este proceso, la aldosa reductasa utiliza NADPH, que es el cofactor principal de los mecanismos de defensa antioxidante endógenos. En consecuencia, se reduce la actividad de la defensa antioxidante y se produce estrés oxidativo, que será mayor en aquellos tejidos ricos en aldosa reductasa como la retina, causando retinopatía diabética, en el riñón, causando nefropatía diabética, o provocando neuropatía periférica, entre otras lesiones. Además, se activan otras vías metabólicas que dan lugar a procesos de daño celular en todo el organismo, incluida la glicación de proteínas por el exceso de glucosa. De ahí que un parámetro usado como marcador de la diabetes sea la hemoglobina glicada o glicosilada. La diabetes es una enfermedad que no tiene cura como tal, pero sí existen tratamientos específicos que incluyen la administración de insulina, los antidiabéticos orales, y actualmente se están llevando a cabo estudios para mejorar la función de las células del páncreas productoras de insulina destinada a la DMT1. En el caso de la DMT2, como su causa es el sedentarismo y la obesidad, el tratamiento ideal consiste en hacer ejercicio y perder peso. Si se siguen estos dos pasos, el páncreas vuelve a producir insulina, su receptor empieza a funcionar correctamente, se corrige el nivel de hiperglucemia en sangre, y así la diabetes se mantiene bajo control, reduciéndose significativamente los factores de riesgo.

Desde el punto de vista molecular, teniendo en cuenta que el sistema circadiano regula el metabolismo de la glucosa, la secreción de insulina y la homeostasis mitocondrial por medio de la melatonina, diversos estudios han registrado mutaciones y alteraciones en la expresión de los genes que contribuyen a la aparición de la diabetes. Las evidencias clínicas y experimentales sugieren que la resincronización del sistema circadiano puede reducir el riesgo de la diabetes y aumentar la eficacia terapéutica del tratamiento. Existe una gran cantidad de trabajos científicos que demuestran la eficiencia de la melatonina en el tratamiento de la diabetes y, según mi experiencia clínica con el uso de melatonina, garantiza un control mucho más positivo de la diabetes, pues reduce drásticamente los efectos secundarios que ya hemos comentado y, por tanto, mejora la calidad de vida del paciente.

Llegados a este punto, me propongo hacer un análisis exhaustivo y crítico de algunos trabajos que sostienen que la melatonina podría ser pro-diabética, que es susceptible de agravar la hiperglucemia, y que, por consiguiente, no debe administrarse ni siquiera a personas que no padecen esta afección, ya que, si se administra por la noche, provoca un aumento de los niveles de glucosa. Pero cuando analizamos la mayor parte de los estudios científicos que se han publicado, resulta que es justo al contrario: la melatonina es antidiabética gracias a la intervención de una serie de mecanismos, algunos de los cuales ya hemos mencionado anteriormente, que reducen el estrés oxidativo, mejoran la respuesta antioxidante del organismo, estimulan la función mitocondrial y, por ende, la energía de la célula reduciendo la toxicidad cuando se dan niveles altos de glucosa. Por otro lado, la melatonina regula la producción de insulina y reduce la resistencia a su acción. La melatonina regula la insulina, porque la insulina tiene un ritmo circadiano que alcanza un nivel alto por la mañana y un nivel bajo por la tarde-noche; la melatonina también regula la resistencia a la insulina porque regula los receptores de insulina que están altos por la mañana y bajos por la noche. De ahí que a partir de las 7 de la tarde tengamos menos insulina, el organismo ofrezca una mayor resistencia a su acción y, por consiguiente, mayor propensión a tener hiperglucemia. Se ha observado que algunas mutaciones del receptor de la melatonina son los responsables de ese efecto hiperglucémico. Pero no es así: lo que ocurre es que el pico nocturno de melatonina induce la producción de insulina para que esté alta por la mañana, al tiempo que reduce la insulina por la tarde-noche. Cuando se da una mutación de estos receptores se produce una alteración del ritmo circadiano de la insulina y de sus receptores, y cuando administramos melatonina, lo que esta hace es normalizar dicho ritmo con alta insulina por el día y baja por la noche; por eso, si se consume una dieta rica en hidratos de carbono por la noche y con melatonina, existe mayor riesgo de hiperglucemia, pero no por la melatonina en sí, sino porque la melatonina ha restituido los ritmos normales de insulina.

En definitiva, la melatonina es antidiabética: la melatonina regula el ritmo circadiano de la insulina y de sus receptores, reduce la nefrotoxicidad en la diabetes, reduce la retinopatía diabética, contrarresta la neuropatía periférica, mejora la función mitocondrial, necesaria para una adecuada producción de insulina, reduce el estrés oxidativo y previene la toxicidad de la glucosa sobre la producción pancreática de insulina. Diversos trabajos científicos demuestran que no existe ninguna asociación entre las mutaciones de esos receptores de melatonina, y que la mortalidad o el descontrol de la diabetes en pacientes diabéticos, así como la administración de melatonina, no afectó a los marcadores de riesgo de diabetes en otros casos.[23] De nuevo mi recomendación es que, siempre bajo control médico, la melatonina se utilice como un tratamiento de elección en sujetos diabéticos independientemente del tipo de diabetes que padezcan.

INFECCIONES BACTERIANAS: LA SEPSIS

El hecho de que la melatonina muestre cierta eficacia frente a las infecciones bacterianas ha sido evaluado en diferentes situaciones y modelos experimentales. Por ejemplo, existen diversos estudios que documentan cómo la melatonina reduce los efectos de la *Helicobacter pylori*, así como la infección en las heridas durante la diabetes por *Estafilococos aureus*, frente a bacterias periodontales e incluso frente a infecciones parasitarias. Más allá de estos estudios no se ha llevado a cabo una verdadera evaluación de cómo la melatonina puede interaccionar frente a infecciones bacterianas severas, ni de qué mecanismos estarían detrás de este posible efecto protector.

Cuando antes hablamos de melatonina y sistema inmunitario ya incidimos en las virtudes de la melatonina para combatir infecciones bacterianas severas como la sepsis. También señalamos que la melatonina provocaba un efecto muy específico en el tratamiento de la sepsis, reduciendo el daño inducido por una activación exagerada del sistema inmunitario, así como el estrés oxidativo y la inflamación, y mejorando la función mitocondrial en modelos animales de sepsis.

Una cuestión que se planteó después de todos esos estudios fue llevarlo a la clínica. El principal problema de la sepsis es su elevada mortalidad. Más del 25 % de los pacientes de sepsis que entran en la UCI de cualquier hospital del mundo mueren por desencadenamiento de shock séptico y fallo multiorgánico. Y en la actualidad no existe ningún tratamiento para reducir significativamente dicha mortalidad. Esto se traduce en que, de los 50 millones de casos anuales de sepsis en el mundo, 12-15 millones fallecen. Pero es que, además, un 50 % de los que sobreviven a esta afección presentan secuelas físicas y psicológicas severas post-sepsis. Y, por si fuera poco, el aumento constante de la resistencia a los antibióticos hace que estos porcentajes vayan aumentando alrededor de un 1,5 % anual. La importancia social y económica de esta situación es tal que la Organización Mundial de la Salud ha incitado a todos los países del mundo a buscar soluciones para reducir de una manera significativa esta mortalidad y mejorar el tratamiento y la supervivencia de los pacientes.

En este estado de cosas, una vez demostrada la alta eficacia de la melatonina en modelos experimentales de sepsis, así como de sus mecanismos de acción contra la sepsis, al actuar a nivel gnómico para reducir la expresión de genes inflamatorios, y a nivel mitocondrial para activar la función mitocondrial y la producción de ATP, reduciendo la mortalidad y aumentando la longevidad y supervivencia en dichos modelos, nos planteamos trasladar a la clínica el uso de melatonina.

El primer problema que plantea el uso de la melatonina en la clínica es la vía de administración. Entre otras cosas, el paciente de sepsis que se halla en la UCI también tiene problemas de malabsorción intestinal y, por tanto, se le debería aplicar una melatonina por vía intravenosa, no oral. Al no existir esta presentación en el mercado, lo primero que hicimos fue establecer una formulación de melatonina que se le pudiera administrar al paciente por vía intravenosa; una vez conseguida la fórmula, la patentamos, y con ella solicitamos a la AEMPS (Agencia Española de Medicamentos y Productos Sanitarios) que nos permitiera llevar a cabo un primer ensayo clínico en pacientes de sepsis en la UCI. Al tratarse de la primera vez que se iba a usar un inyectable de melatonina intravenoso en pacientes, se nos autorizó a aplicarla en un grupo pequeño de 30 pacientes, de los cuales un grupo recibió la melatonina y otro el placebo, a fin de valorar si además podía existir alguna toxicidad. La dosis utilizada, 60 mg de melatonina intravenosa diaria durante 5 días, nos permitió demostrar que se produjo una reducción de la estancia hospitalaria y de la mortalidad próxima al 20 % en ambos casos. Estos efectos se debieron a que la administración de melatonina redujo la activación exagerada del sistema inmunitario, redujo el daño oxidativo y mejoró los índices de evolución clínica. Además, la valoración de marcadores hepáticos renales cardiovasculares y metabólicos indicó una ausencia total de efectos secundarios nocivos. Actualmente, los resultados de este ensayo clínico están publicados y pueden consultarse en la web de ensayos clínicos.[24] Por otro lado, en otro estudio con pacientes sépticos observamos una relación entre los niveles de melatonina, la alteración de los genes reloj y el grado de mejoría de dichos pacientes a lo largo del tratamiento.[25]

La efectividad del tratamiento con melatonina fue tal en los pacientes de sepsis que nos planteamos un ensayo clínico adicional con un grupo mucho mayor, para cuantificar mejor la eficacia de la melatonina utilizando varias dosis a fin de optimizar la dosis ideal del tratamiento, y así poder lanzar al mercado este fármaco para uso hospitalario. Estábamos en el año 2020 y se presentó la pandemia por COVID-19. Analizando los aspectos de esta enfermedad, nos dimos cuenta de que los pacientes de COVID-19 morían en la UCI por fallo multiorgánico, es decir, por la misma causa que fallecían los pacientes de sepsis.

En consecuencia, decidimos aplazar el ensayo de sepsis y utilizar nuestro inyectable para tratar a los pacientes de COVID-19, una infección viral de extrema urgencia, que analizaremos a continuación. Pero entretanto, nuestra idea era utilizar la melatonina en infecciones bacterianas de sepsis, con la que habíamos demostrado una gran efectividad. Necesitábamos proseguir con un ensayo clínico mucho más amplio y con muchos más pacientes y hospitales, a fin de completar los datos para su comercialización, lo cual estamos llevando a cabo en la actualidad.

En paralelo, seguimos haciendo estudios en modelos experimentales de sepsis para analizar si la melatonina pudiera reducir la carga bacteriana y/o destruir las bacterias que habían provocado esa infección generalizada, ampliando así nuestro conocimiento sobre la melatonina. Curiosamente, los resultados de nuestros estudios nos revelaron que la eficacia antiséptica de la melatonina también incluía el bloqueo de la bacteria, impidiendo que esta liberara las toxinas responsables de la activación exagerada de la inmunidad innata endógena. La melatonina, por tanto, no ejerce una acción bactericida directa, pero impide que las bacterias puedan producir daño en el organismo.[6]

En definitiva, conseguimos el que era uno de nuestros propósitos a lo largo de todos estos años de investigación:

trasladar la investigación del laboratorio a la clínica. Ya nos falta muy poquito para que, una vez concluidos estos estudios clínicos, podamos trasladar la investigación al mercado farmacéutico, y para poner esta formulación de melatonina a disposición de los hospitales, reduciendo la severidad de esta afección, con el consiguiente beneficio para el paciente y un considerable ahorro para el sistema sanitario de cualquier país del mundo.

Infecciones virales: la COVID-19

La actividad antiviral de la melatonina también ha sido estudiada en diferentes modelos animales a lo largo del tiempo, pero prácticamente no había ningún estudio clínico que avalara su eficacia. Como hemos comentado más arriba, se planteó la posibilidad de usar nuestra formulación inyectable de melatonina en pacientes de COVID-19.

La COVID-19 (COronaVIrus Disease-2019) fue una pandemia inducida por el virus SARS-CoV-2 que se inició en 2019 en una localidad de China, Y que se expandió rápidamente por todo el mundo. Se trata de un virus respiratorio que produce fiebre, tos, dificultad para respirar, dolores musculares, fatiga excesiva y puede dar lugar a neumonía con dificultad respiratoria severa y sepsis, que es de lo que estos pacientes mueren en la UCI. Se calcula que hubo aproximadamente 70 millones de casos confirmados de infección en el mundo, unos 7 millones de fallecidos, y un porcentaje elevado, más del 50 % de los pacientes recuperados, presentan lo que se llama síndrome post-COVID. Entre otros, los síntomas de estos pacientes son principalmente neurológicos (cefaleas, anosmia, ansiedad, depresión, mialgias,) además de un aumento de riesgo de ictus, polineuropatía, encefalopatía y parálisis facial.

Al conocer la fisiopatología de la COVID-19, se nos presentó la oportunidad de usar nuestro inyectable de melatonina en estos pacientes. En este caso, lo que nos animó a utilizarlo fue el hecho de que la evolución de los pacientes en la UCI derivaba en shock séptico, fallo multiorgánico y muerte, y nos parecía que en ese contexto la melatonina podría desempeñar un importante papel terapéutico importante, más allá del efecto antiviral que pudiera obtenerse.

El planteamiento del ensayo clínico fue similar al anterior que hicimos para la sepsis, pero con el conocimiento de los resultados que habíamos obtenido y, sobre todo, tras constatar que la administración intravenosa de melatonina no presentaba efectos secundarios, decidimos ampliar las dosis que administraríamos por vía intravenosa a estos pacientes en

5 mg/kg de peso. Es decir, un paciente de 70 kilos, por ejemplo, recibiría 350 miligramos de melatonina diarios intravenosa (en dos dosis separadas por 12 horas cada una), y a los 7 días evaluaríamos la eficacia del tratamiento. También en este caso la AEMPS nos indicó la dosis máxima que podríamos utilizar y el número de días de tratamiento.[26]

Los resultados del ensayo clínico fueron muy interesantes. Por un lado, redujimos la estancia hospitalaria. En segundo lugar, redujimos la activación del sistema inmunitario innato. En tercer lugar, redujimos la ventilación mecánica invasiva. Todo ello derivó en una mejora sustancial de los pacientes, y los resultados de este ensayo clínico también se encuentran en la correspondiente web. Pero uno de los aspectos más importantes que observamos fue que una vez que terminaba el tratamiento con melatonina a los 7 días, algunos pacientes que iban mejorando con la melatonina entraban en una fase de deterioro, es decir, que la melatonina los estaba protegiendo durante el tratamiento.

Tras estos resultados, decidimos realizar inmediatamente un ensayo clínico en fase III con pacientes de COVID-19 para poder evaluar en un tratamiento más prolongado la eficiencia y las dosis terapéuticas. Pero la realidad se impuso, la incorporación de las vacunas en todo el mundo redujo significativa y drásticamente la mortalidad, y el número de pacientes que entraba en la UCI ya era tan pequeño que no tenía sentido un ensayo clínico, sobre todo porque no habría pacientes suficientes.

En definitiva, la melatonina demostró una alta eficacia antiviral en esta enfermedad y también se obtuvieron evidencias de que es efectiva para otras enfermedades virales, con lo cual se abre otra posibilidad terapéutica de mucho interés que habrá que ir evaluando paulatinamente.

Los campos electromagnéticos

Los campos electromagnéticos (CEM) se generan cuando una corriente eléctrica se desplaza a lo largo de un sistema conductor. Por ejemplo, si tenemos un cable enchufado a la corriente y a una lámpara, pero la lámpara está apagada, ahí no fluye corriente eléctrica, y por tanto no se genera un campo electromagnético; pero en cuanto encendemos la luz, sí se genera ese campo electromagnético a lo largo del cable eléctrico.

Los campos electromagnéticos (CEM) nos rodean por todas partes. La Tierra tiene un campo electromagnético que mide 500 mG (miligauss), equivalentes a 50 µT (microteslas). Estas son las unidades de medida de la densidad del campo electromagnético. Por ejemplo, el cerebro humano genera un campo electromagnético ya que continuamente están fluyendo corrientes eléctricas a lo largo de las fibras nerviosas, de aproximadamente 1 pT (picoteslas). Y el corazón, que se contrae porque fluyen corrientes eléctricas que inducen la contracción de los músculos ventriculares y auriculares, también genera un CEM de alrededor de 50 pT. Para hacernos una idea, 1 µT es la millonésima parte de un Tesla, y 1 pT es la millonésima parte de 1 µT. De ahí podemos observar la relativa densidad del campo magnético en cada caso.

El campo electromagnético terrestre es de 50 µT. Pero este campo varía con las fluctuaciones del Sol por tormentas magnéticas solares, y, además, estos campos también se van trasladando de norte a sur, por lo que no se trata de un valor fijo y constante. Todas las especies vivas de la Tierra se han habituado a este CEM, y a su vez, probablemente el CEM ha influido beneficiosamente en distintos aspectos de la evolución de las especies incluyendo las migraciones.

Pero entonces ¿qué hay de lo que se ha comentado muchas veces acerca de que los CEM pueden afectar negativamente a la salud humana? La literatura científica se divide en aquellos grupos y publicaciones que avalan que los CEM pueden afectar a la salud humana, y quienes niegan esta posibilidad. La ciencia es así: distintos grupos de observación científica discutiendo permanentemente unos con otros. De hecho, cada vez aparecen más trabajos que inclinan la balanza hacia la existencia de ciertos CEM perjudiciales para la salud.

Desde que nos levantamos, estamos sometidos a diferentes CEM: electrodomésticos como móviles, tabletas, cafeteras, tostadoras, secadoras de pelo, aspiradoras, hornos microondas, etc.; después vamos al trabajo en coche, autobús, metro, etc., que generan los correspondientes CEM; en el lugar del trabajo encontraremos ordenadores, fotocopiadoras, wifi, etc., y cuando volvemos a casa, encendemos el televisor, la radio, nos acostamos con un reloj despertador encima de la mesilla, e incluso tenemos un televisor en el dormitorio, o, entre otros, unos cables que van de un extremo al otro de la cabecera de la cama para llevar la luz a las lámparas de ambas mesillas de noche. Cada uno de estos electrodomésticos genera picos de campos electromagnéticos cuando los utilizamos, y no solo los recibimos a lo largo del día, sino también por la noche.

Esos picos de CEM pueden oscilar entre 80 y 200 μT, es decir, mucho más elevados que los CEM de nuestro cerebro y de nuestro corazón (aproximadamente 15-50 millones de veces más elevados) y, por tanto, pueden afectar indudablemente al funcionamiento de estos órganos. Hoy en día sabemos que estos CEM afectan directamente a la membrana celular, y de ahí a la función de la célula, alterando la expresión de determinados genes que a su vez pueden perturbar la función celular. También sabemos que los CEM alteran algunas de las proteínas del reloj biológico, lo cual a su vez altera la producción de melatonina por parte de la glándula pineal, dando lugar a un estado de cronodisrupción. En este sentido, la exposición a los CEM reduce significativamente la producción de melatonina a menos de la mitad durante la noche, afectando lógicamente a la calidad del sueño.

Si analizamos los efectos de los CEM en diversas células y tejidos, veremos que, por ejemplo, alteran el metabolismo de las células del tejido adiposo, así como la permeabilidad de la barrera hematoencefálica, indispensable para una adecuada salud de nuestro sistema nervioso central, provocan efectos genotóxicos en la médula ósea, inducen daño oxidativo en las células musculares, hepáticas, cardiacas y, en general, en todas las células del organismo, causan daño en el endometrio y favorecen el desarrollo de tumores, como en casos de la leucemia infantil, entre otros efectos.

El impacto de los CEM depende de varios factores, entre ellos la frecuencia e intensidad de dichos campos. Así, por ejemplo, los campos de baja frecuencia (3-300 MHz), como la radio o la televisión, y los mandos de los juguetes, pueden alterar la membrana celular, si bien su capacidad de penetración en el organismo es débil. Los de media frecuencia (300 MHz-3 GHz), como los teléfonos móviles, los equipos informáticos, causan alteraciones del sistema endocrino, alteraciones hormonales y aumento de la temperatura tisular y sanguínea, y son capaces de penetrar en tejidos como el sistema nervioso y el hueso. Y los campos de alta frecuencia, (3GHZ-30GHz), como los producidos por microondas, móviles, transmisores de radio, radares, etc., alteran significativamente el sistema endocrino, aumentando las hormonas del estrés, la temperatura central —hasta en 3°C— y la penetración profunda en sangre, linfa y músculo.

Ya existen estudios muy significativos que reflejan la relación entre los teléfonos móviles y ciertas enfermedades neurodegenerativas. El uso continuado de teléfonos móviles tiene un impacto negativo y muy característico en la memoria de trabajo de sujetos que han sido sometidos a medición; este efecto ya es constatable a los 5 minutos de utilizarlos. La exposición a largo plazo de los CEM de los móviles es deletérea, detiene la capacidad cognitiva y puede producir patologías de tipo alzhéimer, incluidos depósitos de proteína β-amiloide. En este sentido, el Grupo Asesor sobre Radiaciones no Ionizantes (AGNIR) ya ha señalado que, si bien no está claro que las frecuencias bajas de radiaciones puedan inducir párkinson o alzhéimer, sí existen evidencias de que los trabajadores de las centrales eléctricas están sometidos a un mayor riesgo de desarrollar esclerosis lateral amiotrófica.

Por su parte la Agencia Internacional para la Investigación del Cáncer (IARC), que es un referente mundial en este campo, señala que a partir de 0,4 μT de exposición se duplica el riesgo de leucemia infantil. Asimismo, se registró un aumento de la frecuencia de malformaciones congénitas en niños cuyos padres trabajaban con fuentes generadoras de alta tensión, del cual se dedujo que los CEM podían provocar un efecto genotóxico. Tras la exposición a un CEM de 1 μT, se produce una activación de las células del sistema inmunitario y una alteración de la expresión de más de novecientos genes. Algunos países ya han reconocido en su legislación la incidencia de los CEM generados por las líneas de alta tensión en la leucemia infantil.

Como suele suceder, existe un enfrentamiento entre la legislación y la realidad. La legislación de la Unión Europea prescribe que la población en general no debe ser expuesta a CEM superiores a 100 μT. Ya hemos visto que esta normativa contradice por completo la observación experimental. Es más, algunos organismos de la Unión Europea como el Colegio de Médicos de Austria insta a que la exposición del público en general a los CEM no supere los 0,1 μT.

Debido a estos y a otros muchos estudios que hemos llevado a cabo, en Madrid se celebró una reunión de expertos mundiales en CEM y salud en la cual participé, y se alcanzó un consenso que quedó plasmado en la «Madrid International Scientific Declaration» firmada el 24 de mayo de 2018. En esta se establece como primera pauta el principio de precaución frente a la exposición a los CEM, y la aplicación del artículo 1815 del Consejo de Europa. Este artículo se refiere a la resolución 1815 de 2011 de la Asamblea Parlamentaria, que lleva el siguiente epígrafe: «Peligros potenciales de los campos electromagnéticos y sus efectos en el medio ambiente». Los puntos clave de la resolución son: preocupación por la salud, principio de precaución, priorizar el uso de internet por cable en escuelas y aulas en vez de wifi, establecer umbrales de prevención, prestar atención a personas con electrohipersensibilidad para protegerlas, y regular el uso de teléfonos móviles y antenas de telefonía en el recinto escolar, además de promover la investigación para evaluar riesgos y tratamientos.

Todo esto va dirigido especialmente a las personas electrosensibles. La electrosensibilidad se manifiesta cuando esas personas se exponen a los CEM y presentan diversos síntomas, provenientes tanto de la exposición a ordenadores, como a redes wifi, a electrodomésticos, y, en general, a cualquier artefacto que genere CEM. Muchos de ellos son incapaces de mantener una actividad normal en su lugar de trabajo, si en este existe una elevada concentración de redes wifi y ordenadores.

Tal como apuntábamos anteriormente, hemos estudiado la relación entre esta electrosensibilidad, los CEM y la alteración de los niveles de melatonina. A través de diversos estudios sobre casos de electrosensibilidad hemos observado que los niveles de melatonina son muy reducidos, y también aparece una cronodisrupción, que acompaña al resto de los síntomas. Por consiguiente, existe una alteración del reloj biológico derivada de la alteración del CEM cerebral por exposición a dichos campos, que conduce a diversos síntomas como hemos comentado. En general, el tratamiento con melatonina mejora significativamente muchos de los síntomas, aunque no los cura, por supuesto.

Idealmente, el tratamiento consistiría en aislarse de esos CEM, proceder a un tratamiento con melatonina para paliar los déficits que estamos comentando, y reconocer por parte del sistema sanitario de salud que la electrohipersensibilidad es una enfermedad. Todo ello redundaría en un mejor conocimiento de la patología, un mejor diagnóstico de los pacientes que lo sufren y una mejora en su tratamiento.

La sensibilidad química múltiple

La sensibilidad química múltiple (SQM) es una enfermedad producida por la exposición a determinados químicos que afectan a la calidad de vida del paciente. Presenta una serie de síntomas que son siempre similares, y puede coexistir con otras patologías como la fatiga crónica o la fibromialgia.

Ciertos productos químicos de diferente tipo como conservantes alimentarios, agentes limpiadores, agentes detergentes e infinidad de medicamentos, entre muchos otros, son responsables de la aparición de los síntomas característicos de este síndrome. La aparición de los síntomas cada vez es de mayor intensidad, haciendo muy difícil la compatibilidad con la actividad diaria normal en estos casos. No se conoce una causa específica más allá de la exposición a los agentes que la provocan, pero puede estar relacionado con alteraciones del metabolismo por parte de dichos agentes químicos en distintos órganos y tejidos.

La prevalencia varía mucho: desde un 0,02 % en España, hasta casi un 13 % en Estados Unidos, posiblemente dependiendo de los criterios diagnósticos que se utilicen. El hecho de no estar reconocida como enfermedad por la Organización Mundial de la Salud impide llevar a cabo una correcta clasificación, definición y orientación de este trastorno. No obstante, España la reconoció a partir de 2015 con el código ICD-995.3. Tiende a afectar principalmente a mujeres de mediana edad con un nivel educacional medio-alto y un elevado estatus económico. Pero, en cualquier caso, no existen datos suficientes que demuestren la existencia de una correlación entre la SQM y el sexo femenino.

Si observamos los agentes causantes de esta hipersensibilidad, la mayoría de ellos son químicos derivados del petróleo, tales como detergentes, disolventes, plásticos, pesticidas o gases industriales. Algunos indicios apuntan a que el sistema nervioso central está implicado, sobre todo en lo referente a los síntomas olfatorios. Para establecer un diagnóstico adecuado de la SQM debe constatarse una persistencia de los síntomas durante al menos seis meses, y que esté involucrado más de un órgano o tejido. Los síntomas principales son depresión y ansiedad, posiblemente derivados de la propia hipersensibilidad química, y el diagnóstico debe de excluir otras situaciones como alergia respiratoria o enfermedades autoinmunes. Para ello se precisa un análisis específico que clarifique la situación.

Existen diversas teorías para explicar la SQM, que incluyen alteración del sistema límbico por exposición continúa a los químicos, predisposición genética, estrés oxidativo e inflamación, y daño mitocondrial. De hecho, se ha documentado la presencia de altos niveles de ciertos radicales libres, tanto de oxígeno como de nitrógeno, en pacientes con SQM, confirmando la existencia de un desequilibrio oxidativo.

Para valorar la relación entre estrés oxidativo con la SQM, realizamos un estudio con un grupo de pacientes distribuidos por toda España, en colaboración con la ASESSCA (Asociación de Enfermos de Síndromes de Sensibilización Central de Asturias). Este estudio tenía dos objetivos: el primero de ellos era evaluar tanto a nivel de sangre como a nivel intracelular el estado de los marcadores de daño oxidativo y de actividad antioxidante. En una siguiente etapa se valorarían los marcadores de expresión clínica, los marcadores de función mitocondrial y los de daño tisular, así como el estado del sistema circadiano y la producción de melatonina.

El primer objetivo se alcanzó, y ya está publicado.[27] En él se indica que efectivamente existe un aumento del daño oxidativo en los pacientes de SQM, sobre todo a nivel intracelular. La comprensión de los mecanismos que provocan este aumento del daño oxidativo será importante para aclarar tanto la clase de daño tisular que se produce como sus causas, y así poder mejorar tanto el diagnóstico como el tratamiento.

9

Melatonina, mente y cerebro

Debido a las últimas aproximaciones experimentales y teóricas que relacionan la actividad de la glándula pineal con la física cuántica y con la conciencia, vamos a hacer una revisión de estos interesantes aspectos.

Mecánica cuántica y conciencia

La mecánica cuántica es la física de lo microscópico. Podemos decir que fue Max Planck quien propuso esta idea en el año 1900, cuando explicó el funcionamiento de la radiación del cuerpo negro, postulando que la energía se emitía en múltiplos enteros de una cantidad elemental que es el «cuanto». Esta parte de la física da comienzo cuando Einstein descubre en 1905 que los fotones que se consideraban ondas también pueden comportarse como partículas al incidir sobre la materia y liberar electrones. La cuestión principal es que la energía liberada por los electrones no es continua, sino que se emite en forma de paquetes o cuantos. La ciencia que estudia el mecanismo de cómo se emiten esos cuantos de energía se conoce como mecánica cuántica.

El segundo experimento fundamental en la mecánica cuántica es el de la doble rendija, realizado por primera vez en 1801 por Thomas Young. Hizo pasar un haz de luz a través de dos rendijas estrechas y paralelas, y el resultado no fue simplemente la obtención de dos franjas de luz en la pantalla que había detrás de las rendijas, sino que se observa un patrón de interferencia, es decir, una serie paralela de franjas claras y oscuras alternadas, como si chocarán dos ondas de agua y se combinaran. Esto probaba que la luz no solo eran partículas o corpúsculos como decía Newton, sino que también tenía naturaleza ondulatoria. Este experimento se repitió cientos de veces y con partículas individuales, incluyendo electrones y fotones, obteniendo idéntico resultado. La cuestión más relevante es que cuando se coloca un detector para ver por cual rendija pasa la partícula, desaparece el patrón de interferencia.

Las conclusiones de toda esta serie de experimentos llevaron a proponer que en la dualidad onda-partícula, la luz y la materia, pueden comportarse como partículas o como ondas según cómo se midan. En segundo lugar, se propone la probabilidad cuántica, es decir, que antes de ser observada, la partícula existe en una superposición de posibilidades que constituyen la superposición cuántica en sí, y solamente cuando se observa, dicha superposición colapsa y la partícula aparece en un estado concreto. Y, por último, se formula el llamado entrelazamiento cuántico, es decir, que dos o más partículas cuánticas pueden permanecen unidas de tal manera que comparten un estado único independientemente de la distancia que las separe. La medición de una propiedad de una partícula entrelazada afecta instantáneamente al estado de la otra, un fenómeno que Einstein denominó «acción fantasmal a distancia». A título de curiosidad, recientemente se ha podido medir la velocidad a la cual la segunda partícula cambia de estado en cuanto lo hace la primera, y es de unas diez mil veces la velocidad de la luz. El famoso gato de Schrödinger solo es un ejemplo extremo de cómo un estado cuántico puede compartir varios estados a la vez, en este caso, vivo y muerto. El gato está en una caja cerrada con un mecanismo interior que contiene un átomo radioactivo y un gas mortal. Si el átomo se desintegra, libera el gas venoso y mata al gato. Ya que la desintegración es aleatoria, el gato puede estar vivo y muerto al mismo tiempo. Solamente cuando abramos la caja y miremos, sabremos en cuál de esas dos condiciones se hallará el gato.

¿Qué tiene que ver todo esto con la conciencia? La conciencia se puede interpretar como una propiedad emergente derivada de la enorme complejidad del cerebro humano. Las neuronas del cerebro (unos noventa mil millones en cada individuo) establecen una gigantesca red de conexiones que se asemejan a un superordenador, cuya actividad eléctrica coordinada es capaz de producir experiencias tan complejas como las sensaciones, pensamientos, deseos o sueños. La conciencia podría explicarse como una secuencia de momentos de mini-conciencia originados en ciertos procesos cuánticos. Estos fenómenos físicos estarían acoplados al soporte biológico a través de unas estructuras microscópicas presentes en las neuronas llamadas microtúbulos, que actuarían como bits cuánticos (qubits). Esta teoría, denominada reducción objetiva orquestada (*orchestrated objective reduction* o OrchOR), fue propuesta en los años noventa por el anestesiólogo y psicólogo Stuart Hameroff y por el físico Roger Penrose (Nobel de Física 2020).

Según esta teoría, la conciencia humana surge como consecuencia de dos fenómenos cuánticos intra-neuronales: la superposición de estados y el colapso de la interferencia cuántica. Los microtúbulos del citoesqueleto de las neuronas son polímeros de 25 nm compuestos por dímeros de tubulina en disposición helicoidal. Las vibraciones de estos microtúbulos harían que los dímeros de tubulina actuaran como dipolos, representando qubits de información, en un estado de superposición cuántica (varios posibles estados a la vez). Una vez colapsa ese estado de superposición (reducción objetiva), es decir, cuando el sistema elige uno de los estados posibles, se produce la experiencia consciente.

Las sucesivas experiencias conscientes serían coordinadas (orquestadas) gracias a los microtúbulos y expandidas a través de la red neuronal vía entrelazamiento cuántico. Esta teoría conecta los procesos biomoleculares del cerebro con la estructura básica del universo (mecánica cuántica y geometría del espacio-tiempo) y sugiere un papel intrínseco relevante de la conciencia en el propio universo. Recientemente se ha descubierto que los fármacos empleados en la anestesia general parecen actuar dispersando los dipolos cuánticos de la tubulina, impidiendo la consciencia de forma reversible, pero permitiendo las funciones neurales más básicas.

De esta manera, las tubulinas se encuentran en estados dipolares clásicos o en superposición cuántica de ambos estados dipolares. La superposición cuántica evoluciona durante las fases de integración en las neuronas cerebrales de integración y disparo, aumentando la superposición cuántica hasta que se alcanza el umbral en el tiempo T. En ese instante, se produce un momento consciente Orch OR (AHORA) y se seleccionan los estados de tubulina que regulan la activación y controlan el comportamiento consciente.

MENTE, CEREBRO Y MEDITACIÓN

Si la realidad se origina por la observación, la conciencia crea la realidad. Aquí conectamos la física cuántica con la filosofía budista, ya que el budismo incluye un concepto fundamental llamado «sunyata» o «vacío», que describe la ausencia de una existencia intrínseca y separada de las cosas. Varias observaciones apuntan a este pensamiento:

«La realidad es solo una idea y un producto de la mente» (Thich Nhat Hanh, monje budista).

«La realidad es pura observación sin ningún juicio» (filósofo indio Jiddu Krishnamurti).

«La conciencia es la matriz aleatoria del universo. Nada surge hasta que se observa». «El universo es fundamentalmente un producto de la conciencia» (Amit Goswami, físico teórico).

De ahí que Einstein dijera que: «Me gusta pensar que la luna está ahí, aunque no la esté mirando». ¿Podemos hablar entonces de una conciencia universal?

Nuevas investigaciones en neurociencia sugieren que nuestros cerebros podrían estar conectados entre sí de una forma física muy real: a través de ondas electromagnéticas de frecuencia extremadamente baja (FEB/ELF). Estas ondas FEB, que suelen oscilar entre 1 y 30 hercios, son tan sutiles que antes se consideraban biológicamente insignificantes. Sin embargo, experimentos recientes demuestran que estas señales pueden extenderse más allá del cráneo e interactuar con el entorno electromagnético que nos rodea. Otros estudios sobre dinámicas de grupo demuestran que cuando las personas cantan, bailan, meditan o incluso mantienen una conversación profunda, sus ondas cerebrales pueden sincronizarse. Este fenómeno, conocido como acoplamiento intercerebral, sugiere que las ondas electromagnéticas de baja frecuencia (FEB) podrían ser el mecanismo subyacente. Lo mismo ocurre cuando los músicos que tocan juntos, y que suelen mostrar ritmos cerebrales sincronizados, así como los meditadores en sesiones grupales, alcanzan estados de ondas cerebrales similares con mayor rapidez. Incluso las relaciones cercanas (como las que hay entre padres e hijos) suelen mostrar patrones de actividad cerebral superpuestos durante las experiencias compartidas.

De ahí que el entrelazamiento cuántico, la «acción fantasmal a distancia» que tanto intrigó a Einstein, tal vez no sea una mera rareza del microcosmos, sino que tendría un eco medible en los procesos cognitivos inconscientes mediante un aparente fenómeno «supercuántico». El primer mapa global de la actividad cerebral revela que no hay un centro de mando para la toma de decisiones; todo el cerebro participa.

Con el tiempo, los meditadores budistas buscan controlar significativamente sus niveles de vigilia, activación, atención y concentración durante horas. En las tradiciones textuales y orales, tal como lo describe el Dalái Lama, este énfasis en el entrenamiento de la atención resulta primordial, y según algunos estudios experimentales recientes sobre meditadores indotibetanos avanzados, el entrenamiento parece proporcionar niveles extraordinarios de control atencional mejorado. La tradición tibetana hace mucho hincapié en los estados de euforia o felicidad, y se ha descubierto que el efecto eufórico puede conducir a un aumento de la percepción y la cognición. El Dalái Lama explica que una forma de alcanzar el nivel de la percepción directa yóguica de la vacuidad es mediante el condicionamiento virtual de esta percepción junto con la experiencia de felicidad

El desarrollo de la tecnología occidental, paradójicamente, puede utilizarse para demostrar que hace unos cuantos siglos, los avances en la práctica de la meditación, coincidiendo con el surgimiento del budismo, ya habían dado lugar a extensiones extraordinarias, si no inimaginables, de la capacidad de los sentidos, en lo que podría considerarse *de facto* una revolución científica y tecnológica anterior. Esta afirmación se basa en una investigación de alta tecnología avanzada a la que alude el Dalái Lama —y llevada a cabo por físicos y biofísicos de Stanford, Princeton, Berkeley, Columbia y de la Universidad de Washington, entre otras—, que ha demostrado que, en determinadas condiciones, el sistema visual humano es capaz de detectar la luz en, o cerca de, el límite impuesto por la mecánica cuántica, es decir, a nivel de partículas como fotones individuales.

Melatonina y conciencia

Se han llevado a cabo diferentes estudios experimentales en los que se ha analizado la relación que puede existir entre la meditación, los estados de conciencia y los niveles de melatonina.

Samatha (Tranquilidad) y *Vipassana* (Conocimiento) son las dos principales etapas del budismo Theravada que se practican respectivamente para alcanzar la calma mental y el *nibbana*, un estado de completa paz interior. Para evaluar los cambios en la melatonina por influencia de la meditación, se reclutó a treinta meditadores de larga duración de dos grupos de meditación principales con centros en Sri Lanka: Centro Internacional de Meditación Vipassana, Colombo Sri Lanka, y Centro de Meditación Siyane Vipassana, Kanduboda, Sri Lanka. Los meditadores tenían más de 18 años y habían practicado meditación al menos una semana acumulativamente en sesiones formales de meditación (retiro o templo), y seis horas por semana durante los últimos tres años. Los resultados indicaron niveles elevados de melatonina y serotonina en los meditadores a largo plazo con potenciales efectos beneficiosos para disminuir el estrés y mejorar la relajación.[28]

En otro experimento se determinaron los niveles de 6-sulfatoximelatonina urinaria en 8 mujeres que meditaban regularmente y 8 mujeres que no lo hacían. Todas las muestras se recolectaron en los hogares de las participantes del estudio. Las voluntarias recolectaron la muestra de 12 horas durante la noche. Todas ellas recogieron las muestras en una misma noche y durante el mismo periodo de una semana. Los resultados evidenciaron un aumento significativo de los niveles de la 6-sulfatoximelatonina en orina en el grupo de meditación, lo cual reflejaba un aumento de la producción de melatonina durante la noche.

La práctica de la meditación favorece las funciones cognitivas, como la atención y el procesamiento interoceptivo, y se asocia con cambios estructurales en las redes corticales, incluidas las regiones prefrontales y la ínsula. Sin embargo, el alcance de los cambios morfométricos subcorticales relacionados con la práctica de la meditación es menos conocido. Una posible causa es el aumento de la producción de melatonina, que, aparte de sus efectos cronobióticos en los patrones de sueño-vigilia, también puede proporcionar beneficios neuroprotectores para contrarrestar el deterioro cognitivo, como hemos visto a lo largo de este libro. En los meditadores se han observado mayores niveles de melatonina, así como un aumento de la señal en resonancia magnética funcional de la glándula pineal, en comparación con el grupo de control. En este estudio, los meditadores a largo plazo registraron una buena correlación con respecto a una mayor sustancia gris asociada a una señal pineal de mayor intensidad.

En otro estudio con resonancia magnética funcional se determinó una buena correlación entre el tamaño de la glándula y las horas estimadas de meditación a lo largo de la vida de catorce individuos examinados.[29] Pero no solo durante la meditación; se ha demostrado que la melatonina aumenta el nivel de consciencia en pacientes en estado vegetativo, y ejerce una influencia positiva en ellos tras seis meses de tratamiento. También se elevó considerablemente la densidad óptica frontal en estos pacientes. Los efectos beneficiosos de la melatonina no se atribuyeron a mejoras en el sueño, si no a un efecto específico a nivel cerebral. De ahí podemos concluir que la melatonina podría ser beneficiosa para la mejora cognitiva de los pacientes.

En resumen, estos resultados de mayor intensidad de la señal pineal, mejor mantenimiento de la materia gris y menor edad cerebral en meditadores, junto con la extensa literatura que respalda los beneficios corticales y funcionales de la meditación, sugieren que la meditación podría ser beneficiosa para contrarrestar el envejecimiento cognitivo y neurofisiológico. Dado el papel de la melatonina en la regulación del sueño, la acción antioxidante, los efectos antiinflamatorios, la modulación inmunitaria y la plasticidad neuronal, resulta plausible considerar que la degeneración pineal temprana puede contribuir a la degeneración cerebral relacionada con la edad.

En consecuencia, la preservación estructural de la glándula pineal mediante la meditación podría ofrecer beneficios cognitivos.

Podemos resumir este capítulo en el siguiente esquema de la figura 4.

Las tubulinas, que son unos componentes de los microtúbulos, se encuentran en dos estados dipolares (claro u oscuro), o en una superposición cuántica de ambos (gris). En un tiempo T, la superposición aumenta lo suficiente como para alcanzar un umbral que produce el momento consciente.[30, 31]

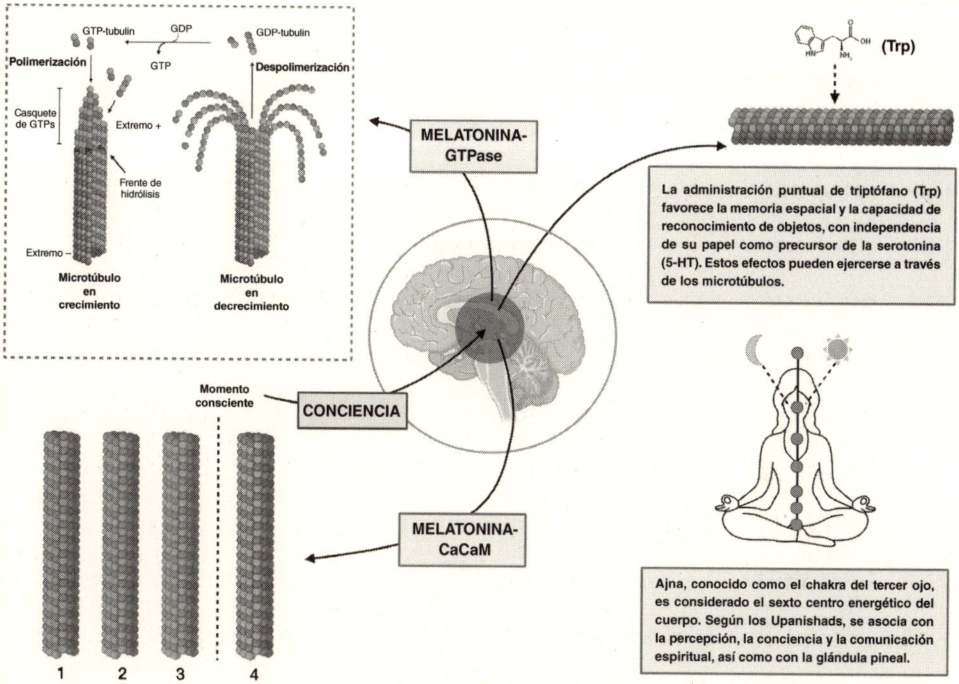

Figura 4. Relación entre conciencia y glándula pineal. Las tubulinas están estabilizadas en los microtúbulos por moléculas de triptófano, el precursor de la melatonina. Se sabe que la administración aguda de triptófano mejora la memoria y el reconocimiento de objetos, lo cual puede ocurrir a través de la acción de los microtúbulos. La melatonina, por su parte a través de dos mecanismos moleculares que son la GTPasa (guanosin trifosfatasa) y la CaCaM (calcio-calmodulina), regula los procesos de polimerización y despolimerización de los microtúbulos, es decir, la formación y degradación de estos. El estado consciente derivado del proceso que llevan a cabo los microtúbulos puede actuar a nivel de la glándula pineal, regulando la cantidad de melatonina que produce, para modular a su vez la dinámica de los microtúbulos.

Este esquema molecular se relaciona directamente con el llamado chakra del tercer ojo, que se considera el sexto chakra del cuerpo y se cree que está vinculado a la percepción, conciencia y comunicación espiritual, así como a la glándula pineal, cerrando de esta manera el círculo entre pineal y conciencia.

Created in BioRender. Escames, G. (2025), <https://BioRender.com/g1jvs9k>.

Epílogo

Presente y futuro de la melatonina

«Escuchar el silencio»: podríamos empezar este epílogo diciendo que «el silencio regenera el cerebro». Los ratones expuestos a dos horas de silencio diarias en cámaras insonorizadas desarrollaron nuevas células en el hipocampo, una región del cerebro crítica para la memoria y el aprendizaje, al tiempo que reduce las hormonas de estrés, que tienen efecto neurotóxico en dicha área. En este sentido es importante decir que se trata de un silencio absoluto, no de descanso, o de un estado de relax.[32] Este estudio es extrapolable a la meditación, y en especial al *mindfulness*, en ausencia de cualquier ruido externo, incluida música, que muchas veces se utiliza como acompañamiento.

A lo largo de los años que llevo dedicándome a la investigación de la melatonina, iniciada en el año 1979, he vivido una revolución en lo referente a esta molécula. Mis primeros pasos se encaminaron a determinar por qué y para qué la melatonina sigue presente en el organismo humano. La respuesta a la primera pregunta estaba clara: la seguimos produciendo después de 3.000 millones de años de evolución biológica porque ha sido necesaria para la evolución. La segunda pregunta, para qué está ahí, era una incógnita al inicio de mi trayectoria científica. Pero me propuse alcanzar una respuesta y, si esta era positiva, llevar la melatonina a la clínica humana.

Tras estos años puedo decir con orgullo que lo he conseguido, después de poner en marcha el mejor grupo de investigación sobre melatonina que existe en este país y uno de los principales a escala mundial, con numerosos hallazgos científicos que nos han permitido conocer su origen, sus mecanismos de acción y sus posibilidades terapéuticas, tal como queda de manifiesto en este libro con vocación divulgativa. Y ahora ya puedo afirmar que nuestro grupo de investigación ha llevado a buen fin mi propósito inicial.

El presente de la melatonina ya pasó, y los logros obtenidos a lo largo de estos años han situado la melatonina en el puesto que le correspondía en la ciencia. Actualmente ya se conoce, más que como una hormona, como un protector celular mantenido evolutivamente durante miles de millones de años, que ha permitido la evolución biológica, facilitando los mecanismos de homeostasis en cada salto evolutivo para mejorar la adaptación al medio en permanente estado de cambio durante esta fantástica historia que ha sido y es la evolución.

¿El futuro de la melatonina? No me cabe duda de que serán sus aplicaciones en el mundo de la dermocosmética como medio de protección y regeneración de la pineal, como producto sanitario para múltiples aplicaciones, incluido el tratamiento de patologías cutáneas, y como medicamento para diversas enfermedades. Si algo nos ha quedado claro en este libro, es la capacidad de la melatonina para regenerar, recuperar y contrarrestar múltiples procesos fisiopatológicos que acompañan a diversas enfermedades, y al propio envejecimiento. Conforme se vayan poniendo en marcha nuevos ensayos clínicos, podrán incorporarse nuevas aplicaciones terapéuticas a la farmacología. Pero, sin duda, profundizar en la relación entre melatonina y conciencia, por medio de esa interacción que plantea la física cuántica, es el mayor reto que se nos presenta.

Agradecimientos

No puedo dejar de sentirme muy orgulloso del equipo de investigación que a lo largo de estos cuarenta años ha venido trabajando en nuestro grupo y ha permitido alcanzar no solamente logros científicos de primera magnitud, por supuesto, sino también algo que para mí como médico era fundamental cuando empecé a trabajar con la melatonina: llevarla del laboratorio a la clínica. Sin la colaboración de todas estas personas que han pasado a lo largo de los años por el laboratorio hubiera sido imposible. Como quedó dicho al principio de este libro, tengo que agradecerle muy especialmente a Germaine Escames, catedrática de Fisiología en la Facultad de Medicina de Granada, haber llegado hasta aquí, con su capacidad y generosidad para aportar todo su empuje a esta tarea de la melatonina, que ha permitido llevar a cabo tres ensayos clínicos y poner en marcha dos *Spin-offs*, Pharmamel Dermo y Pharmamel Drug Discovery, la primera con productos de dermocosmética a base de melatonina posicionados en el mercado nacional e internacional, y la segunda con el desarrollo de un inyectable intravenoso de melatonina para su uso clínico, con el que actualmente estamos poniendo en marcha un nuevo ensayo clínico en sepsis, esencial para la transferencia de la investigación básica a la clínica. También quiero darle las gracias a Alba López Rodríguez, que es la autora de las ilustraciones de este libro.

Asimismo, quiero dedicarle un entrañable recuerdo al profesor Carlos Osorio Peláez, catedrático de Fisiología y Bioquímica cuando yo llegué al Departamento en el año 1975. Quizá no se creyó mucho eso de la melatonina, pero me dejó hacer. Y también al profesor Tomás Quesada Pérez, que dirigió mi tesis doctoral, tras la cual me propuso empezar a trabajar con la melatonina, y no puedo por menos que agradecérselo por tantas alegrías cosechadas a lo largo de mi vida en esta área científica. Un recuerdo especial para los profesores Daniel P. Cardinali y Russel J. Reiter. Con el primero realicé mi primera estancia postdoctoral en el CONICET, en Buenos Aires, Argentina. En aquella época, en el año 1984, no se podía decir que la investigación en España estuviera boyante ni mucho menos, aunque lo mismo podía decirse de Argentina.

Así que cuando llegué al CONICET, la primera pregunta que Daniel me hizo fue: «¿Por qué vienes aquí?». Yo le respondí que mi intención era aprender sobre receptores de neurotransmisores cerebrales y su control mediante la melatonina; y él me dijo: «Bueno, considerando la situación económica en que nos encontramos, aquí aprenderás a investigar "sin dinero", es decir, a exprimirte el cerebro para diseñar experimentos con el mínimo gasto posible». Aquello me acompañó cuando regresé a España, y me sirvió enormemente para arrancar e iniciar mi andadura científica. Fueron dos años muy gratos con buenos amigos y compañeros, manteniendo una amistad constante que actualmente continúa con Daniel. Posteriormente realicé varias estancias en el laboratorio de Russel J. Reiter en el Health Science Center de San Antonio, Texas (EE. UU.), donde coincidí con numerosos colegas de España y de muchos otros países, y donde siempre me encontré con un ambiente muy cordial y amigable. Entre otros, coincidí con el profesor Armando Menéndez Peláez (de la Universidad de Oviedo), y nuestras conversaciones dieron lugar a unos experimentos que me permitieron descubrir la existencia de un receptor nuclear de melatonina, a través del cual ejerce funciones genómicas importantísimas para la supervivencia celular. Todos los años pasados en San Antonio, primero como profesor adjunto de Fisiología y después como catedrático de

Fisiología, me han permitido mantener una buena amistad con Russel, y todavía me quedará tiempo para ir de nuevo por allí, si no para meterme en el laboratorio, sí para reunirme con él y tener esas charlas interminables sobre ciencia y vida, con las que se nos pasaban las horas sin darnos cuenta. Tanto Daniel como Russel han estado numerosas veces en mi laboratorio de Granada, invitados por mí para formar parte de comisiones de doctorado, para dictarnos maravillosas conferencias y proseguir con nuestras charlas eternas. Y la vida continúa…

Notas bibliográficas

1. «Cincuenta Años con la Piedra de la Locura. Apuntes Autobiográficos de un Científico Argentino», Asociación Argentina para el Progreso de las Ciencias, 2015; <https://daniel-cardinali.blogspot.com/2014/08/cincuenta-anos-con-la-piedra-de-la.html>
2. Reiter, R. J., «The melatonin rhythm: both a clock and a calendar», *Cellular and Molecular Life Sciences*, 49, 1993, pp. 654-664; doi.org/10.1007/BF01923947.
3. Acuña-Castroviejo D., *et al.*, «Characterization of high-affinity melatonin binding sites in purified cell nuclei of rat liver», *Journal of Pineal Research*, 16, 1994, pp. 100-112.
4. Wilson S., *et al.*, «British Association for Psychopharmacology consensus statement on evidence-based treatment of insomnia, parasomnias and circadian rhythm disor-

ders», *Journal of Psychopharmacology*, 24, 2010, pp. 1577-1601.

5. Crespo E., *et al.*, «Melatonin inhibits expression of the inducible NO synthase II in liver and lung and prevents endotoxemia in lipopolysaccharide-induced multiple organ dysfunction syndrome in rats», *FASEB Journal*, 3 (12), 1999, pp. 1537-1546.
6. García J. A., *et al.*, «Disruption of the NF-κB/NLRP3 connection by melatonin requires retinoid-related orphan receptor-α and blocks the septic response in mice», *FASEB Journal*, 29, 2015, pp. 3863-3875.
7. Venegas C., *et al.*, «Extrapineal melatonin: analysis of its subcellular distribution and daily fluctuations», *Journal of Pineal Research*, 52, 2012, pp. 217-227.
8. Escames G., *et al.*, «Melatonin counteracts lipopolysaccharide-induced expression and activity of mitochondrial nitric oxide synthase in rats», *FASEB Journal*, 17, 2003, pp. 932-934.
9. Martín M., *et al.*, «Melatonin but not vitamins C and E maintains glutathione homeostasis in t-butyl hydroperoxide-induced mitochondrial oxidative stress», *FASEB Journal*, 14, 2000, pp. 1677-1678.
10. <https://www.drugs.com/drug-interactions/melatonin.html>

11. Xiao M., *et al.*, «Dietary Sources and Bioactivities of Melatonin», *Nutrients*, 7-9, 2017, p. 367.
12. Leonardo-Mendonça R. C., *et al.*, «The benefits of four weeks of melatonin treatment on circadian patterns in resistance-trained athletes», *Chronobiology International Journal*, 32, 2015, pp. 1125-1134.
13. Almedros-Ruiz A., *et al.*, «Melatonin secretion and impacts of training and match schedules on sleep quality, recovery, and circadian rhythms in young professional football players», *Biomolecules*, 15, 2025, p. 700.
14. Chahbouni M., *et al.*, «Melatonin treatment normalizes plasma pro-inflammatory cytokines and nitrosative/oxidative stress in patients suffering from Duchenne muscular dystrophy», *Journal of Pineal Research*, 48, 2010, pp. 282-289.
15. López-González A., *et al.*, «Melatonin treatment improves primary progressive multiple sclerosis: A case report», *Journal of Pineal Research*, 2015, 58, pp. 173-177.
16. Chahbouni M., *et al.*, «Melatonin Treatment Reduces Oxidative Damage and Normalizes Plasma Pro-Inflammatory Cytokines in Patients Suffering from Charcot-Marie-Tooth Neuropathy: A Pilot Study in Three Children», *Molecules*, 22, 2017, p. 1728.
17. Acuña-Castroviejo D., *et al.*, «Melatonin therapy in fi-

bromyalgia», *Journal of Pineal Research*, 40, 2006, pp. 98-99.

18. Miranda-Riestra A., *et al.*, «Enhanced modulation of CaMKII in mouse hippocampus by an antidep ressant-like dose of melatonin/ketamine combination», *Cells*, 14, 2025, p. 1187.
19. Garre-Morata L., *et al.*, «Changes in cortisol and in oxidative/nitrosative stress indicators after adhd treatment», *Antioxidants*, 13, 2024, p. 92.
20. Molina-Carballo A., *et al.*, «Utility of high doses of melatonin as adjunctive anticonvulsant therapy in a child with severe myoclonic epilepsy: two years' experience», *Journal of Pineal Research*, 23, 1997, pp. 97-105.
21. Lozano A., *et al.*, «Randomized placebo-controlled phase II trial of high-dose melatonin mucoadhesive oral gel for the prevention and treatment of oral mucositis in patients with head and neck cancer undergoing radiation therapy concurrent with systemic treatment», *Clinical and Translational Oncology,* 2021, 23, pp. 1801-1810.
22. López-Rodríguez, A., *et al.*, «Melatonin overcomes cancer multidrug resistance by downregulating abcb1 expression and modulating mitochondrial function», *Journal of Pineal Research*, 77, 2025, p. e70096.
23. Rodríguez de Sousa C. A., *et al.*, «12-week melatonin ad-

ministration had no effect on diabetes risk markers and fat intake in overweight women night workers», *Frontiers in Nutrition*, 11, 2024, p. 1285398.

24. Mansilla-Roselló A., *et al.*, «A phase II, single-center, double-blind, randomized placebo-controlled trial to explore the efficacy and safety of intravenous melatonin in surgical patients with severe sepsis admitted to the intensive care unit», *Journal of Pineal Research*, 74, 2023, p. e12845.
25. Acuña-Castroviejo C., *et al.*, «Daily changes in the expression of clock genes in sepsis and their relation with sepsis outcome and urinary excretion of 6-sulfatoximelatonin», *Shock Journal*, 53, 2020, pp. 550-559.
26. Rodríguez-Rubio M., *et al.*, «A phase II, single-center, double-blind, randomized placebo-controlled trial to explore the efficacy and safety of intravenous melatonin in patients with COVID-19 admitted to the intensive care unit (MelCOVID study): a structured summary of a study protocol for a randomized controlled trial», *Trials*, 21, 2020, p. 699.
27. Aranda-Martínez P., *et al.*, «Redox status in patients suffering from multiple chemical sensitivity (mcs): a pilot study», *Journal of Clinical Medicine*, 2025, 14, p. 6185.
28. Plini E. R., *et al.*, «Meditation linked to enhanced mri

signal intensity in the pineal gland and reduced predicted brain Age», *Journal of Pineal Research*, 77, 2025, p. e70033.

29. Wen X., *et al.*, «Efficacy of melatonin for prolonged disorders of consciousness: a double-blind, randomized clinical trial», *BMC Medicine*, 22, 2024, p. 576.
30. Hameroff S. y R. Penrose, «Consciousness in the universe: A review of the 'Orch OR' theory», *Physics of Life Reviews*, 11, 2014, pp. 39-78.
31. Hameroff S., «Consciousness, Cognition and the Neuronal Cytoskeleton – A New Paradigm Needed in Neuroscience», *Frontiers in Molecular Neuroscience*, 15, 2022, p. 869935.
32. Kirste I., *et al.*, «Is silence golden? Effects of auditory stimuli and their absence on adult hippocampal neurogenesis», *Brain Structure and Function*, 220, 2015, pp. 1221-1228.

«Para viajar lejos no hay mejor nave que un libro».

EMILY DICKINSON

Gracias por leer este libro.

En **penguinlibros.club** encontrarás las mejores recomendaciones de lectura.

Únete a nuestra comunidad y viaja con nosotros.

penguinlibros.club